# 看護の
# ホスピタリティとマナー

古閑博美

鷹書房弓プレス

# 献辞

本書を、肝臓癌のため平成13年1月9日に73歳で亡くなった最愛の母に捧げます。

母は、30歳のとき原因不明の疲労感におそわれ入院することになりました。楽しい旅行から帰ったばかりでした。そのさいに受けた輸血治療が原因で、C型肝炎に罹《かか》り、長年にわたる闘病生活を余儀なくされました。肝臓癌を発病してから5年余りの年月は、入退院の繰り返しでした。「身体は病んでも精神は病まず」といって常に前向きに生活し、好きな花々の手入れを欠かしませんでした。母は病院に恵まれましたが、それはとりもなおさず、主治医、看護婦、スタッフのみなさまに恵まれたことと,感謝いたします。

ベッドという一畳を住処とする生活のなかで、知恵と勇気をもって自分の身に起きた出来事を冷静に受け止め、けっして投げやりになることなく始末を心掛けて逝った母の姿に敬意を表したいと思います。

# はしがき

洋の東西を問わず、古来より「礼」は、一定のカタ（型）を有する行為として注目されてきました。人は、「礼」とその精神のなかに「博愛」「文化」「生活的習慣」「社会的慣習」「他者配慮」「他者理解」「秩序」といった要素を見出し、価値をおいてきました。

どのような場面や立場にあっても、人として処遇されたいとの希求をいだいているのが人といえるでしょう。それは、自己の「誇り」や「尊厳」、「魂」を認めてもらいたいこころであり意思であると言い換えることができます。差別や偏見により、また、意味なく自己の誇りを踏みにじられ尊厳を損なわれるとしたら、だれであれ、それを甘んじて受け入れる人はいないでしょう。

礼やエチケットにはそのような事態をできるだけ避ける、あるいは緩和するための知恵としての側面があります。「ありがとう」「ごめんなさい」「お願いします」といった一言が、その必要があるにもかかわらず素直にいえない自分や人をみていると、私たちは礼を知っていても実践の困難なことを思い知らされます。

エチケットやマナーは、人間関係を取り結ぶ術であり、魅力行動の表れと考えられます。「エチケット

(etiquette) とは他人への思いやりに基づく言動の規範 (code) であり、良いマナー (manner) とはこの規範にのっとって生活しようとする人びとの温かい心、善意の表れ (evidence) である」(E. L. ポスト) といわれますが、人間的でこころ豊かな生活を送るには礼儀やマナーの心得、習得が欠かせません。

本書の中心課題にホスピタリティ (hospitality) をおいたのは、それが「他者をいのち輝く存在として敬して遇する行為」と認識してのことです。ホスピタリティは他者への積極的働きかけといえ、相手に敬意を払い、好感を与え、共感するなかにホスピタリティの精神 (Hospitality Spirit) をみるものです。

本書が、よき人間関係および職場環境を構築するための一助となれば幸いです。

最後に、出版の機会をいただいた鷹書房弓プレスの寺内由美子氏と編集でお世話になった佐藤章子さん、ご教示をいただいたみなさまにこころから感謝いたします。また、花の写真を提供してくださった中山マキ子さんのおかげで自然のホスピタリティ (恵み) を添えることができました。御礼申し上げます。

平成13年藍深まりし頃

緑園の寓居にて　　　古閑博美

# 目　次

はしがき ……………………………………………1

1章　ぬくもりのホスピタリティ ………………7

1　ホスピタリティとは…………………………8
2　ホスピタリティの文化理解 ………………12
3　ホスピタリティの必要性 …………………16
4　厳にして温 …………………………………20
5　ことばの温度 ………………………………24
6　マナーの落とし穴 …………………………28
7　挨拶ことばの活用 …………………………32
8　能力発揮 ……………………………………36
9　オアシスとしてのホスピタリティ ……40
10　ストーカー …………………………………44
11　文化行動としてのコミュニケーション…48
12　挨拶 …………………………………………52

2章　尊厳をひとに ………………………………57

13　なぐさめの手紙 ……………………………58

14　摂心に学ぶ ……………………………62
15　こころを伝える ………………………66
16　ひとすじの生きる道 …………………70
17　人権環境 ………………………………74

3章　こころのホスピタリティ ……………79

18　案内のしかた …………………………80
19　美しい日本語表現 ……………………84
20　ルーチン・ワークとノンルーチン・ワーク …88
21　ネチケットの厳守 ……………………92
22　マニュアル ……………………………96
23　電話応対　(1)……………………………100
24　入退出のマナー…………………………104
25　鑑賞のマナー……………………………108
26　機械とこころ……………………………112
27　お辞儀のマナー…………………………116
28　緩衝語の活用……………………………120
29　センサー（感度）を磨く………………124
30　啐啄同時…………………………………128
31　サービスのあり方………………………132
32　気持ちのよい職場………………………136

4章　ハートフル・ケアへのみち……………141

33　ホスピタリティと歓待表現……………142
34　服装のマナー……………………………146
35　ミスは精神力で防げ？…………………150
36　ヒューマン・エラーの撲滅……………154
37　質問への気配り…………………………158
38　接客マナー………………………………162
39　患者と向き合う…………………………166
40　患者も人間です…………………………170
41　セクシュアル・ハラスメント…………174
42　こころないことば遣い…………………178
43　電話応対　(2)……………………………182
44　スキンシップとマナー…………………186
45　ものの扱い方……………………………190
46　プライバシーへの配慮…………………194
47　説明と紹介のマナー……………………198

5章　いのちひたすら…………………………203

48　きっとまたぼくを生んでちょうだいね……204
49　コミュニケーションの重要性…………208

50　ジェンダーとホスピタリティ…………212
51　イシドルスの年齢意識から……………216

敬語テスト ……………………………………………221
参考・引用文献 ………………………………………223
あとがき ………………………………………………225
筆者紹介 ………………………………………………226

# 1 章

# ぬくもりのホスピタリティ

1

あなたの笑顔をみたいから、
わたしは笑顔でいたいのです。

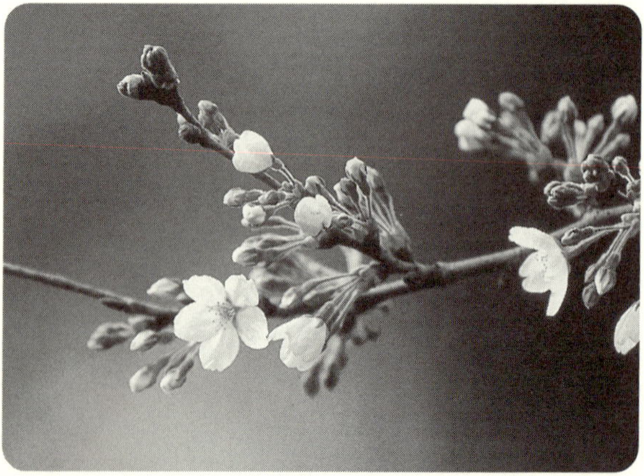

さくら

# ホスピタリティとは

## ホスピタリティの意味

近年、ホスピタリティ産業（宿泊・飲食・社交クラブ等、飲食サービスを共通の事業内容とする）の分野以外でも、「ホスピタリティ」が注目されるようになってきました。「ホスピタリティ」は、人同士の出会いの場で有効な行動倫理や理念をもつものです。

オックスフォード英語辞典では、「ホスピタリティ hospitality」の語を「〔ホスピタブル hospitable〕である行為や行動」と定義したうえで、「招待客、訪問者、見知らぬ人びとを物惜しみしない親切な態度で迎え入れ、もてなすこと」と説明しています。ランダムハウス英和大辞典（第2版）には「（客や他人の、報酬を求めない）厚遇、歓待、心のこもったサービス。もてなし」とあります。

アメリカでは、南部の人びとの客人に対するもてなしを特に Southern Hospitality とよんでいます。日本流にいえば、「引き受けの行為」となるでしょう。引き受けは、もてなしの対象となる人びとに物心両面から具体的な配慮と惜しみない身体行為を示すことです。引き受けるからには、そこに「持ち出しの行為」がともなうことを自覚したうえでの主体的行動です。

## 人は触れ合いを求めている

ホスピタリティの行為は、人類史上、数多く見出せるものです。言語や文化、立場の違いを超えて、人同士が触れ合い、こころの交流を得ていた事実は枚挙にいとまがありません。ホスピタリティは、日常や仕事、外交上のつきあいから知人、友人、見知らぬ人にまでおよぶ「交遊」「高義（立派な行い）」の行為とみなすことができます。

20世紀後半において、倫理追求は神と人、人と人、人と自然という三つの次元すべてを含め、人間がいかに行為すべきかを問題にしなければならなくなりました。文明の発達は人類に光をもたらしたばかりではありません。世界の各地で環境汚染や破壊、人口問題やあらたなる疾病、民族紛争が起こり、個人の身の上においても悩みは尽きません。争いごとや悩みは永久に絶えることがないかのように思えて絶望的な気分になる一方、案外、自分の身の回り（だけ）は平和で安全だと、それらを他人事《ひとごと》と片づける人も少なくないようです。

私たちは、未来に向けて「いかに生きるか」「いかに共生するか」といった課題の存在を無視して生きることはできません。ホスピタリティは、そのひとつのヒントとして提示するものです。

## ＊ホスピタリティの共生理念

ホスピタリティは、他者への関心のあり方と働きかけに思いやりと自主的な行為をともなって実行されるものです。そこに、行為する側の奢《おご》りを許すものではありません。

ホスピタリティは、辞書にも「持て成し」と載《の》っていますが、問題は、〝なにを持って成すか〟です。歴史的にもホスピタリティの前提に、他者との共生理念があることを忘れてはならないでしょう。

2

「わたしたちはどこからきたの？　わたしたちは何者なのか？　わたしたちはどこへいくのか？」（ゴーギャン）

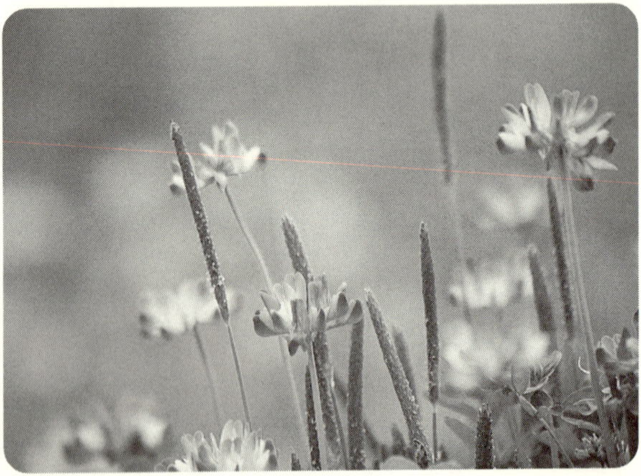

れんげそう・すずめのてっぽう

# ホスピタリティの文化理解

## 保護行為としてのホスピタリティ

古代ギリシャの時代には、ポリスと称される共同体を中心に生活が営まれており、それぞれの信仰や慣習にしたがって生きる自由が尊重されていました。人びとの間には、他国（同胞だが他のポリスの住民）からの旅人を敬して迎えることや手厚く保護することが、ゼウス・クセニオス（Zeus Xenios）の信仰としてありました。

ゼウス・クセニオスとは「主客の義を守るゼウス」の意で、旅人のもてなしが適切に行われているかどうかをみるために、ゼウスが旅人に姿を変えて訪れると信じられていました。現在、広く実施されるようになった病院の評価ですが、患者へのもてなしが適切に行われているかどうかをみる点で、患者自身の声にもっと耳を傾ける謙虚な態度が必要かもしれません。

## 双方向のもてなし

「ホスピタリティ hospitality」の語源は、「旅人、客、異人、客人の保護者」等の意をもつラテン語の hospes です。「ホスピタリティ」は、新約聖書では一義的に「旅人をもてなす」（「ヘブライ人への手紙」13.2）として用いられています。その「もてなし」は、対象を差別することなく「自分を愛する」ように愛する行為のことです。「神と隣人を愛せよ」という愛の倫理が根底にあります。もてなしは一方的になされるものではなく、「もてなしあう」(「ペトロスの手紙１」4.9-10) ことが重要です。双方からの明るい挨拶行動は、ホスピタリティを端的に表現できるものです。

もてなしの対象は、生きている存在のみならず死者もふくみます。考古学の研究からは、6万年前のネアンデルタール人が死者に花を手向《たむ》けたことが判明しています。縄文人も例外ではありません。古代人が死者や墓に花や祈りを捧《ささ》げた行為は、広い意味でのホスピタリティと考えられます。

他者の悲しみや苦しみを見過ごすことができないという思いや行為は、他者の問題をあたかも自分の課題のように受け止めるという人間としての大きさを示すものです。ホスピタリティは、表面的な親切や形式的な行動、様式にとどまるものではないでしょう。新約聖書にある「善きサマリア人」(「ルカによる福音書」10.25-37) の話は、キリスト教社会ではホスピタリティの原点ともいうべき人間的行為のあり方を示す歴史的経験と受け止められています。

ホスピタリティは行為を表す語ですが、根底に他者を無視せず配慮する精神があります。善き精神は実行されてこそ輝きをますものではないでしょうか。

## ＊病人には看護

ホスピタリティは、客には歓待、病人には看護、子どもには庇護、友人には厚遇、学生には教授、死者には哀悼など、対象によって表現や対応のしかたがそれぞれです。

懇切な看護、懸命な看護、公平な看護など、看護のあり方を考え、実行していきたいものです。

ホスピタル（hospital）とホスピタリティ（hospitality）の語源はホスペス（hospes）です。

3

# 感謝して朝と夜を迎えたい。

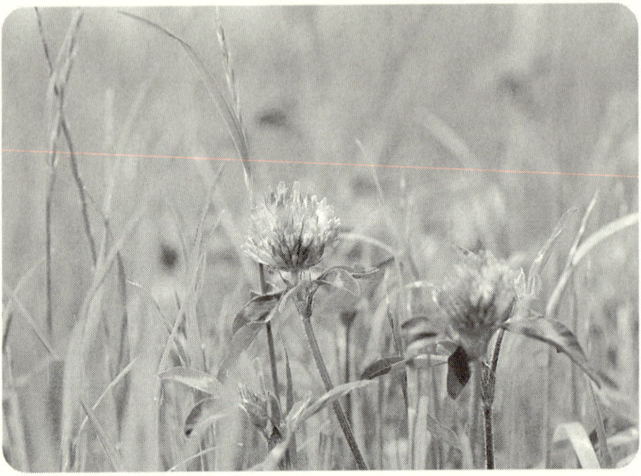

あかつめくさ

# ホスピタリティの必要性

## 人間関係の重視

礼儀作法やマナーは人間関係の潤滑油といわれます。和辻哲郎《わつじてつろう》博士（1889〜1960）は、日本人の人間関係について、人（間）と人（間）との関係に注目し、間柄を基礎とする倫理学の体系を構築しました。一般にも、生活するうえにおいて人間関係を重視する意識は、こまやかな配慮の精神に裏打ちされた敬語表現や行動様式などにみることができるものです。

しかし、戦後、欧米の価値観、なかでもアメリカの文化や行動のしかたが広く社会に日常的に浸透していくなかで、人間関係の取り結び方にもいろいろと変化がみられるようになってきました。機械文明の進展による影響も見過ごせず、行動や精神の働きについてさまざまな研究が発展しました。心理学や人間関係学などはその成果といえるものです。

## 希望と安心をもたらす知恵としてのマナー

マナーや作法が合理性や便利さのみに貫かれて処理されるならば、私たちの社会生活は味気ないものになってしまうでしょう。今日みられる作法のなかには、欧米のマナーを正しく理解することなしに表面的に取り入れた結果であるものも数多くあるといえます。

夢や希望、そして勇気をもって生きるのは人間ならではの行為です。いや、私たちは、それらなしにはこころ豊かに生きていくことはできないとさえいえます。生きるうえでの三大欲望として、食欲・性欲・睡眠欲があげられますが、人間は欲望を満たす努力だけでなく、欲望を抑制し管理する努力を放棄するものではありません。人は動物と違い廉恥心《れんちしん》をもっています。欲しいからといって、本能や欲望のままに行わないところに人間としての自律や自制の精神をみるものです。

古来より、礼儀や作法に重きがおかれてきたのは、それが人間の尊厳を保ちかつ示す行為と考えられたからにほかなりません。中国春秋時代の思想家である孔子（前551〜前479）の言動を書き記した『論語』は、日本人の古典といってもいいくらいのものですが、当時の貴族の必須教養として「礼・楽・射・御・書・数」があげられています。これらは、現代人の教養としても有効といえるものです。儀礼や修業の形式もさりながら、その精神こそが大切と孔子はいっています。

礼は生きた人間存在だけを対象とするものではありません。今をよりよく生きるために、自分たちの生をもたらしてくれた過去の人間存在に感謝することの大切さをも説くものです。だれもが自己の生命や存在を尊重されていると実感できる社会を作ることに、ホスピタリティは貢献します。

＊マネジメントの必要性

業務を科学し、標準化したのはF.W.テイラー（1856～1915）ですが、彼は科学的マネジメントの父と呼ばれました。標準化とは、「物や仕事のやり方についてだれが行っても同じように統一化、単純化をはかること」です（田中掃六『レストラン・マネジメント概論』 プラザ出版 1998年 p. 53）。

科学的マネジメント（1900年～1940年）が風靡《ふうび》した後、人間関係を重視したマネジメント（1940年～1960年）が発達しました。人はお金のためだけに働くわけではありません。その意味で生産性と労働条件のかかわりに注目が集まり、生産性をあげるには従業員の士気と意欲が問題となることも示されました。職場の労働環境整備が無視できないのはこのことからも理解されます。

その後、労使の協調的マネジメント（1960年以後）が提示されますが、これは、今日の顧客満足（CS＝Customer Satisfaction）、従業員満足（ES＝Employee Satisfaction）の考え方の基本となっています。生き生きと働く従業員は、顧客に余裕や満足を与えることを惜しむものではないといえるでしょう。

4

いつでも素直にいいたいことば。「ありがとうございます」「おねがいします」「ごめんなさい」

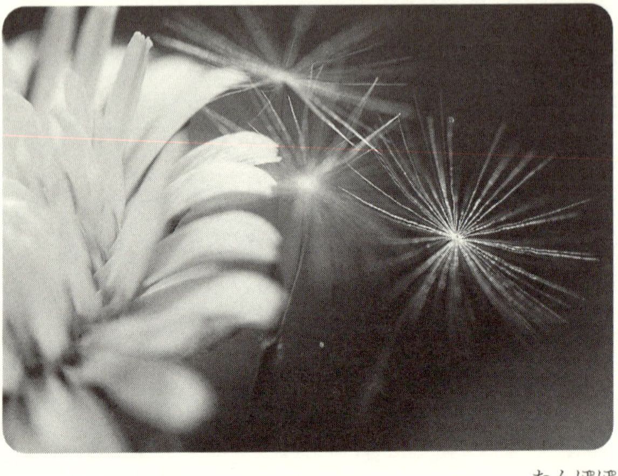

たんぽぽ

# 厳にして温

## 人への接し方

教育の要諦は「厳にして温」にあるといわれます。一人前の人間に育てるためには、厳しさが必要です。しかし、厳しいばかりでは、人は他人をおそれたりその目をかいくぐることを覚えてごまかすなど、こころがまっすぐに育たないことにもなりかねません。

また、温かく接するばかりでは人好しとなって強さがはぐくまれず、社会の荒波に翻弄《ほんろう》されてしまうことになるかもしれません。両者を適切に示すことによって、人は人としての道を歩むことができるようになるのではないでしょうか。厳父慈母といいますが、これは、医療看護の現場にもほしい姿です。

## 人としてのふるまい

病院は人の生死にかかわる事柄をあつかう場所であるだけに、そこでのサービスや人のふるまいが昔から注目されてきています。

生きていくうえで「老病死」にまつわる礼儀や儀礼が発達していきましたが、そこに人間の尊厳や文化のかかわりをみてとることができます。自然界では、もろもろはみな生を得た結果、朽《く》ちていくという過程をたどるわけですが、そこに人びとはおそれとつつしみの対象を感知する一方、それ（ら）に対する哲学や科学的考察を深め、態度表現を模索してきた歴史があります。

生まれ落ちた瞬間から、私たちは成長と老化の道をたどることになるわけですが、生の進行を前向きに受け止めるちからを養うためには多面的学習が欠かせません。老化の現実に気づいてうろたえたり嘆いたりする姿は、一般にみられるものです。それは、高齢者にかぎりません。20歳の青年にもその歳なりの悩みがあるものです。

医療・看護は、人の一生のあらゆる局面に関与する科学です。そこで働く関係者に、専門の知識や確かな技術以前に人間に対する深い洞察力や謙虚な姿勢が求められるのはいうまでもないでしょう。もし自分がその立場にあったらという想像力もほしいもののひとつです。創造力は、そのうえに生まれるものではないでしょうか。

病院では、優しさや気遣い、笑顔が大切ですが、厳しさも不可欠です。患者本位、患者主義の立場に立って「良薬は口に苦し」を実行することに躊躇《ちゅうちょ》は無用でしょう。たとえいやがられても、ときには患者に厳しいことをいう姿勢が必要な場面があります。厳しさとは相手につらく当たることではなく、かけがえのないいのちをあずかることを考えるならば、愛情ある厳しさを身につけることはなおさらといえるのではないでしょうか。

## 愛情ある厳しさ

患者は病院に対し、専門家を信頼してわが身をゆだねたいという気持ちがある一方、自分のいのちを左右する場所になるかもしれないと不安にかられることもあります。そのことを常に、関係者は自戒したいものです。

対象を愛することは、仕事の基本ともいえるでしょう。親が子を、教師が園児・児童・生徒・学生を、シェフが客を愛すると同様、医師や看護婦は患者を愛したいものです。だれが、専門家の力を信じてすがる目を拒否することができるでしょうか。

しかし同時に、自分が絶対でないことに思いをいたし、謙虚に患者にこころを開いていきたいものです。患者は医師や看護婦のちからを必要としていますが、そのまた逆もあります。愛情ある厳しさは、高い技術力や高度な知識に裏打ちされたところからも導かれるものといえるでしょう。

*5*

# ことばの温度調節に気をつけよう。

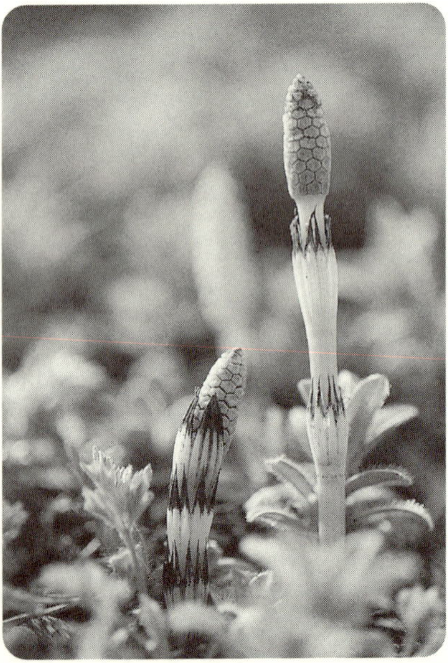

つくし

# ことばの温度

## いのちを丸ごとみつめる

「人を殺すにゃ刃物はいらぬ」。つづいて「つめたいことばのひとつありゃいい」などといいます。ことばは人と人を結ぶ架け橋となるものですが、耳に心地よいことばばかりではありません。私たちは、体温と同様、ことばのもつ温度にもっと注意をはらうべきではないでしょうか。

生きとし生けるものは、みな限りあるいのちを生きています。いのちの果てる日がくるまでいのちに感謝し、いのちに敬意をはらって生きることが美しいといえます。よりよい生き方やよりよく生きることへの模索は、いのちの働きを知るとなおいっそう効果的となります。人のいのちを分断することはできません。いのちを丸ごとかかえてその全体像に迫る姿勢が、人間理解を深めることに通じるのではないでしょうか。

問題はその方法です。方法がわかればなすべきことはみえたも同然であり、行動はすみやかとなります。しかしまた問題は、その方法がたやすくはみえてこないということです。一人ひとりにあった問題解決の処方を模索するなど対象と格闘する姿は放棄してはならないものですが、他者との接触のあり方やそのためのことばを見失っている人がいます。「思いやり」ということばの味付けやそのうまみを知らない人もいます。

### ことばによるふれあい

病気の治療や病人への対処に、うるわしくあたたかいことばによるふれあいは欠かせません。一言の効用は計り知れないものがあります。不治の病にかかった患者に「あなたはもうすぐおしまいね」といったとしたら、それはことばによる殺人です。意識不明の娘に付き添うある母親は、看護婦に「いくら祈ってもむだなのに」といわれ、身体の震えがとまりませんでした。

仕事に慣れ親しむことは必要ですが、それが過ぎて流れ作業的に診察や治療、看護を行ってはいないでしょうか。職務に人間的ふれあいを加味することが職場のホスピタリティです。不用意なことばは患者やその家族を苦しめます。患者に声をかけたり患者のことばに耳を傾けることは、互いの信頼関係を築くための初歩的なホスピタリティです。

人によってことばの適温は異なることを理解し、自分のなかに思いやりの芽を育て、相手に必要なことばや快適な一言を発信していきたいものです。きょうのことばの温度は何度であったか、一日に何回か検温してみましょう。

＊初歩的なホスピタリティとしてのことばかけ

① 挨拶する

② 自己紹介する

③ 相手の名前を聞く

④ 相手の具合や不具合を聞く

⑤ 相手の希望や都合を聞く

ことばには、相手を傷つけ立ち直れないほどグサリと刺すものや非情で底意地の悪いことばがある一方、相手を失意の底から生き返らせたり、温め、幸せな気分にさせることばがあります。生のいとなみは、教科書で学ぶ知識でことが理解されるほど単純ではないのです。

私の母を担当した看護婦は、「古関さん、遠慮しているでしょう。なんでもいってくださっていいのですよ」と声をかけてくれました。さいごまでトイレに立とうとするなど病院や看護婦に迷惑をかけまいとした母をよく理解したうえでのことばでした。

*6*

みられているから親切にするのではありません。こころからそうしたいのです。

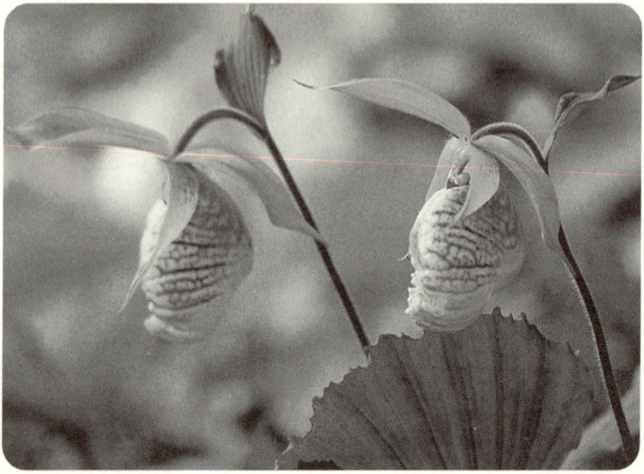

くまがいそう

# マナーの落とし穴

## 教養としてのマナー

「ティファニーのような高級宝飾店に行って、まだ買ってもいない銀製品に素手で触る人が多いことには驚きます。ハンカチを用意して『拝見してもいいですか』とお尋ねなさい、と教えています。」

これは、半世紀にわたって西洋式のテーブルマナーやテーブルセッティング（食卓の整え方）を教えつづけている飯田深雪さんのことばです。飯田女史は、アートフラワーの創始者であり、マナー講師の先駆者でもあります。最近は、主宰するセミナーで日本の伝統文化や礼儀作法についてあらためて学んでもらうようにしているとのことです（『読売新聞』2001年５月24日付）。

洋の東西を問わず、マナーと教養は直結して考えられているようです。ここでいう教養とは、学歴でも知識の量でもありません。教養は、人としての魅力を示す豊かな物言いやふるまいと結びついて示されるものです。

「礼は人間社会における文化的法則」（加藤常賢）といいますが、社会では、人間同士の関係に秩序や博愛をたっとび実行するこころが正しく働いてこそうるわしい環境が生まれるのです。それには礼儀作法やマナーが欠かせません。さりげない気配りや相手に恥をかかせないようにすることがマナーです。

## マナーのこころ

飯田女史は40代から積極的に社会にかかわるようになりましたが、それまでは主婦として生活を送ってきた方です。自立の道をたどるなか、60代で離婚を経験しています。

しかし、どのような立場であっても誠心誠意相手に自分の意やちからを尽くす人は、人としての道を歩んでいくなかでゆるぎないものをいつのまにか身につけているとはいえないでしょうか。女史は、「対人関係で常になごやかな空気を保つように機転をきかせたり、隠れた気配りをさっと働かせたりすることができる人こそ、真にマナーを心得た人。若い人にも、マナーを知らずに相手を不快にさせることだけは、気をつけていただきたいと思います」と述べています（同紙）。

マナーはみずから学ぶ意志が大切です。謙虚な姿勢もそれを助けます。私たちが日々出会う「人・自然・本・もの・こと」といった事柄が、他者配慮の大切さを示唆しています。マナーはこころだということに気づく経験を深めるたびに、あなた自身の魅力が深まります。

### ＊魅力発見

はじめて会った瞬間から、すばらしい人間性にふれる思いをいだく人がいます。そこにはどのような魅力があるのでしょうか。つぎの点はそのひとつとなるものです。

① 声（声の表情が豊かで聞き取りやすい発声）
② 話題（時宜《じぎ》にかなった話題を選択し、ゴシップや噂話は避ける）
③ 話し方（わかりやすく簡潔、語彙《ごい》が豊かで味がある）
④ 表情（顔の表情表現の豊かさ。なかでも目にちからがある）
⑤ 服装（趣味と着こなしのよさ）
⑥ 態度表現（親疎の関係をわきまえ、メリハリをきかす）
⑦ 皮膚の色艶（不摂生や不衛生な印象を与えない）
⑧ 精神性（気高く清らか）
⑨ 型（作法を習得している）
⑩ 品性（徳のあるようす）

7

挨拶すると道が開けるような
気がする。

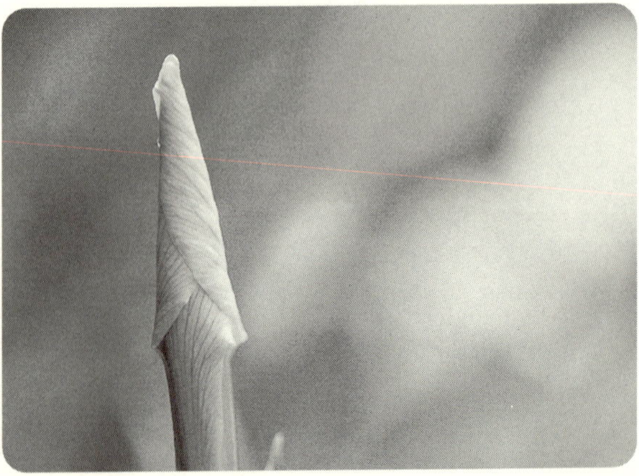

きしょうぶ

## 挨拶《あいさつ》ことばの活用

### 挨拶は気持ちよく

職場の一日は気持ちのよい挨拶からはじめましょう。挨拶ことばには、人間関係に生じる心理的距離をちぢめる効果があります。

それぞれの状況にあわせた挨拶のしかたを覚えましょう。相手をおもんぱかったことば遣いや態度表現ができることは、職業人のイロハ（基本）です。

病院では、「（お）具合（かげん）はいかがですか」「お大事（大切）になさってください」「ご養生なさってください」「ご無理なさらないでください」などのほかに、「おめでとうございます」「力およばずこのような結果となりました」「○時○分、ご臨終です」など幅広い表現も知っていなければなりません。ことばにこころを込めて話すことや声の調子、高低に配慮し、声の魅力を高めましょう。

### 仕事の質を高めることば遣い

ことば遣いが豊かであることは、仕事の質を高めることに貢献します。職場のことば遣いは、丁寧で親切な物言いが基本です。「恐れ入ります」は、感謝・お詫び・謙遜などに用いることができ便利です。また、その土地のことば（お国言葉）の活用も意思の疎通を滑らかにし、安心を与えるといえます。

挨拶表現

① 明るく自分からしましょう。

おはようございます／こんにちは／こんばんは／ごきげんよう／いかがですか／おつかれさま（でした）／ごくろうさま（でした：目上から目下へのことば）

② ムラのない態度で真心を込めてしましょう。

（○△さん、どうぞ）お入りください／ご心配ですね／（ようこそ）いらっしゃい／よろしくお願いします／（どうぞ）お気遣いなく／お待たせしました／なんなりと（ご遠慮なく）お申しつけください／お呼びでしょうか

③ 失敗したときは、隠したりせずすぐに申し出ましょう。大事を小事に食い止めることが肝要です。

(このたびは)誠に申し訳ございません／なんともお詫びの申し上げようもございません／不手際をお許しください／ご不快(迷惑)をおかけし、(心から)お詫び申し上げます／私(ども)の不注意です。お許しください／ごめんなさい／すみません

④ 勤務をおえたら挨拶や引継ぎをして退社します。

（お先に）失礼します／また、あした／よい週末を／あすは○時に出勤します　など。

＊正しい話し方

正話術（正しい話し方）として、古来より、発音・発声・語彙の選択・話の組み立ておよび態度への注目があります。話の最初と最後に結論を述べることによって、全体像の把握が容易となります。いそがしい人には特に有効です。

＊嫌われる話し方

① 早口でしゃべる（話についていけない）
② ひとつのセンテンス（文）が長い（意味や主旨が伝わらなくなる）
③ 相手の反応に気を配らない（自己中心的な話し方となる）
④ 息継ぎのしかたが悪い（聞き苦しい）
⑤ 専門用語を多用する（理解しにくい）
⑥ 適切な敬語表現に欠ける（社会人としての能力が疑われる）
⑦ 自慢話が多い（無意味かつ不必要である）
⑧ 話題を独占する（他者配慮がない）
⑨ 人の話を聞かない（独善的で横暴な印象を与える）
⑩ 発音が不明瞭（聞き取りにくい）

＊「どうぞ」を使った挨拶ことばを考えてみましょう。

8

# 無欲のこころに恐れなし。

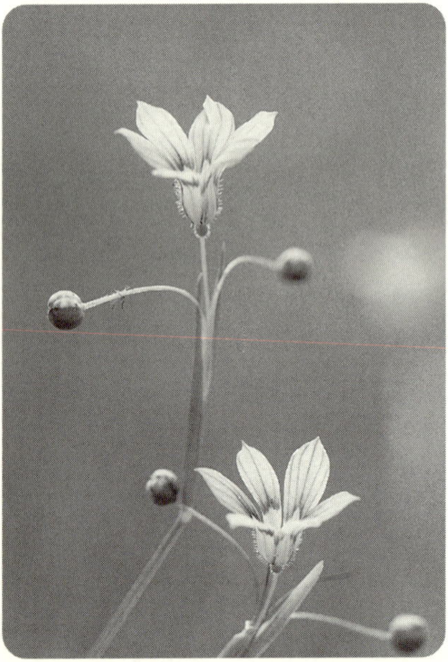

にわぜきしょう

# 能力発揮

## 能力への信頼

人にはさまざまな能力があります。「能力」は、辞書（『日本語大辞典』）には、①物事をなしうる力・働き ②法律で個人としてあることを行使できる能力とあります。能力がないと決めつけられ無能力者と呼ばれたりののしられたりすることもあれば、そう思い込んで自己を卑下したりすることもあります。

しかしそれは、自分が相手（自分自身）にかけた期待や希望が意にそわなかったときに発したり生じたりするもので、期待する側の勝手な言い分であることも否定できません。実際、なんの能力もない人はいないのです。

自分の能力に気づき受け止め、活用する力を発揮する人は幸せです。私たちは、自他が有する能力を善用するだけでなく悪用することもあります。けれども、脚力が人より優れているといって泥棒になって「逃げ足」の速さを誇るなどはばかげたことと知っています。職場の地位や権力を悪用するなど犯罪能力に長《た》けた人もいますが、あたら能力の使い方を誤った人たちです。

## 無限なる能力

能力は、潜在能力・顕在能力・超能力などに分類することができます。先天的に備わった能力だけでなく、後天的に獲得する能力の多種多様さに目を見張ります。能力に秀でた人をみていると、うらやましい気持ちだけでなく人間賛歌の気持ちがわいてきます。

能力を活用するには、それを引き出し、具体的かつ適切に発揮するよう導く名伯楽《めいはくらく》（人物を見抜くちからのある人）ともいえる存在との出会いが無視できません。親や教師、指導者、上司や先輩はそういった役目を負っています。なかには、自分自身で自分を導くことのできる克己心《こっきしん》の強い人もいます。

四年に一度開催されるスポーツの祭典オリンピックに登場する選手たちに関心が集まるのも、そこに人間の能力の可能性や発展性、人間関係に対する信頼や夢が実現されるさまを見出しているからにほかならないでしょう。一方、自分の能力を満足に発揮できる人は稀《まれ》で、多くはそのもてる能力の万分の一も活用しないままに一生を終わるといわれます。

人は、自分の才能や能力に気づくだけでなく、自己に備わった能力を生かす能力に恵まれない限り、あるいは能力開発を援助する人や機会との出会いがない限り、能力の十分な開花は望めないのかも知れません。天才といわれたエジソンは、「１％のひらめきと99％の汗」とのことばを残しています。

## ＊能力の活用

ヒトの遺伝子にもてる能力の全面活用が行動原理として刷り込まれているとすれば、人間の社会的活動はいったいどのように展開するのかと想像されます。能力の活用に対する選択能力を働かせる必要があるでしょう。やはり、人は能力を死蔵することはなくならないのではないでしょうか。

長じるにしたがって、人は物事に対して懸命さや勤勉な態度だけでなく、怠惰なことや漫然と生きることも覚えていきます。これも学習能力の高さのなせる業です。「能ある鷹は爪を隠す」ということわざがありますが、もてる能力の発揮を遠慮する必要のないときもあれば、能力の一端を示すにとどめることが能力の高さを印象づけることもあります。

言語表現能力は、自己の能力がもっとも他者にわかりやすく伝わるものです。話す機会を与えられたときは、長・短時間にかかわらずその機会を活用し、そうでないときは黙す、あるいは他者のことばに耳を傾けるという態度表現を選択する能力を磨きたいものです。

*9*

息ひとつのありがたさ。
きょうも生きてる。

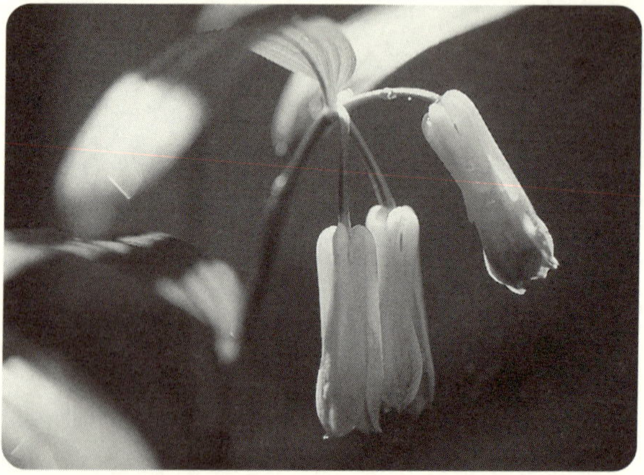

ほうちゃくそう

# オアシスとしてのホスピタリティ

## 砂漠の民とホスピタリティ

砂漠の旅人たちは、今も死の恐怖と隣り合わせで移動を敢行しています。童謡「月の砂漠」に歌われたロマンティックな風景は異国情緒を誘いますが、現実は厳しいものです。昼夜の寒暖の差は大きく、目も開けられない強烈な砂嵐が数時間もつづくなか、嵐が過ぎ去るのをじっと待つことを強《し》いられるのも砂漠で生きる民の生活です。

それは、経験したことのないものには想像を絶する自然の脅威です。太陽や天空の星たちを頼りにするだけの、ときとして方向感覚さえも奪われそうな砂漠に隊を組んで踏み出していった旅人の勇気に脱帽するばかりです。

砂漠ではオアシスが命綱です。オアシスは万人が用いる水源であり、貴重なオアシスを独占することは、だれであってもゆるされる行為ではありません。砂漠では、見ず知らずの人であってもテントに客人として迎え、「ふるまい」をすることが当然の行為とされています。これは、客人をもてなすホスピタリティとして今日まで連綿とつづいているものです。

厳しい自然環境のなかでの出会いは貴重であり、人びとはすすんで他者を歓待したのではないでしょうか。

出会いを喜ぶ気持ちは相手を受け入れる行為に示され、相手になんの見返りも求めないことが本来的姿として引き継がれていきました。

### ホスピタリティの原点

ホスピタリティの原点は、相手を視野に入れ、自分の懐に招じ入れ、できる限りの歓待をし、しかも見返りを求めないというところにあるといえます。「相手」とは、さまざまな条件・状況下にある人たちです。特に、過酷な条件下で生きるさいに負担が倍増するといえる子どもや老人、女性や妊婦、障害をもつ人たちへの深慮があります。

ホスピタリティの行為は他者配慮に貫かれた無償の行為が本来的と述べましたが、共生や共同の精神に裏打ちされた人間の行為や知恵の豊かさ、愛の凝縮した姿をみるものです。

＊病院での「ハイ・オアシス」と「アカイオシオ」

① ハイ・オアシス

「はい」という素直な返事

「おはようございます」という明るい呼びかけ

「ありがとうございます」という感謝の心

「しつれいいたします」という謙虚な姿勢

「すみません」という反省の心

② アカイオシオ

「ありがとうございます」

「かしこまりました」

「いかがですか」「いらっしゃい（ませ）」

「おそれいります」「おまたせいたしました」「おめでとうございます」

「しつれいいたします」「しょうちいたしました」

「おだいじになさってください」という思いやりの心

*10*

# 自分の身体を守り、愛そう。

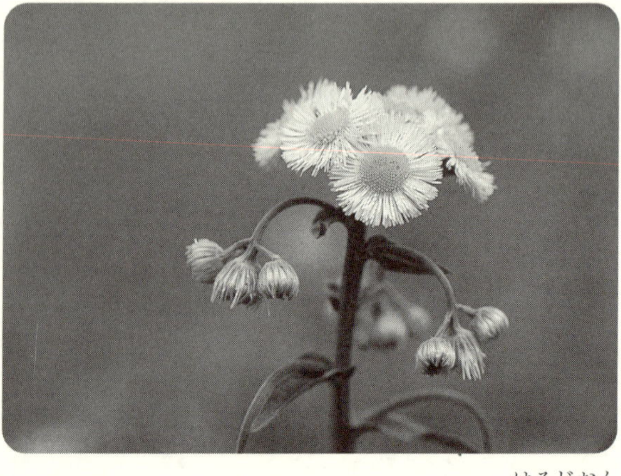

はるじおん

# ストーカー

## 良識的な人間関係間距離

ストーカー行為は犯罪です。

「ストーカー stalker」は、もともと獲物に忍び寄ったり追跡する人を意味することばです。その対象となった獲物は、口でいえない恐怖を味わうことになります。

ストーカーは、今では、人を殺傷する行為につながる危険性を帯びた反社会的行為を実行する人を指すことばとなっています。獲物は「人」です。追いつめる側は、正常とはいえない熱狂を抱いていることも多いとされます。

昔から、「ファン」「追っかけ」「マニア」「ひいき」と呼ばれる人びとの存在がありますが、なにごとも度を過ぎた行為は容認されるものではありません。ストーカー行為は、自己中心的見地に立った他者への過度な関心が引き起こす行為といえますが、昨今の報道からは、特別な人の特別な行為とはいえなくなってきているさまがうかがえます。性別、年齢を問わず、行為の手段はさまざまかつ悪質化の傾向を強めています。

## 無意味で無駄な電話

看護大学を卒業後、病院に就職したある女性は、一年足らずで退職しました。先輩ナースからの頻繁な電話が主たる理由です。先輩は職場で一日中彼女と顔をあわせているにもかかわらず、毎晩、電話をしてきて、そんな自分をおかしいと思っていません。

彼女が携帯の電源を切っていると「なぜ電話に出ない」と責め、長電話についつい相づちがいい加減になってくると「人の話をちゃんと聞け」と責めます。職場でも昼食はもとより、退社時間も自分にあわせるようにと取り込んでいくなか、彼女は心身ともに追いつめられていきました。周囲からは面倒見のいい先輩と思われていましたが、その実態はストーカーといってよいものでした。

はたからみると仲良しグループでも、実は自分の意志を自由に表明することのできない(させない)関係にある場合があります。この女性は、周囲から先輩に可愛がられていると勘違いされ、その苦しみは理解されることはありませんでした。ストーカー行為は、それを行う本人が無意識のうちに行っているものもあります。

携帯電話は、今やなくてはならない利器となって普及しています。今別れた仲間や友人と携帯で延々としゃべっている人もいます。それをストーカー行為と思う人はいないでしょうが、相手に配慮することなく、過干渉が生じると、人間関係が破綻する危険性があることを自覚したいものです。

☆

＊適度な距離の人間関係について考えてみましょう。

ホール（E. T. Hall）の対人距離の研究によると、

① 密接距離：0〜46cm

② 個人的距離：46〜120cm

③ 社会的距離：120〜370cm

④ 公的距離：370cm以上

とあります。距離によって、メッセージの内容や受けとめ方が変化すると考えられます。伝達事項の内容や対象となる人数を考慮しましょう。態度表現の関与も無視できません。

接触文化はさまざまです。日本人同士ではお辞儀の動作に差し支えのない距離を考えますが、欧米人なら握手のさいの距離を考えます。中近東など抱き合う態度表現をとるところではその距離はより接近します。

密接距離には密着をふくみます。

11

私たちは、今のいま、自分の
いのちの最先端を生きている。

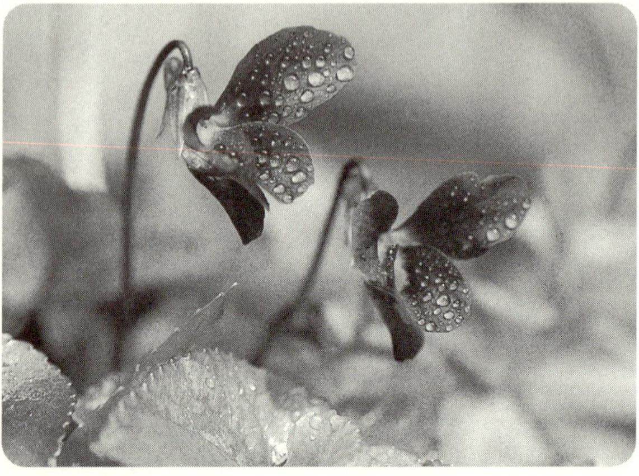

すみれ

# 文化行動としてのコミュニケーション

## こころを表現する

こころを形に表現するのは人間の文化です。茶道《ちゃどう》は伝統的総合文化と認識されるものですが、「もてなし」を追求する茶道に日常の文化行動への多くの示唆をみることができます。つぎに、百首ある利休道歌からみてみましょう。千利休《せんのりきゅう》（1522〜1591）は茶祖と呼ばれた人です。

「その道に入らんと思ふ心こそ我身ながらの師匠なりけり」

あることやものについて学ぼうとするさいには、師を求め、選び、つくことが第一の作業となります。よき師との出会いは薫習《くんじゅう》の関係をはぐくむうえで欠かせないものです。真の教えはこころからこころへと伝わるものであり、「拍《うて》ば鳴る叩《たたけ》ば響く鉦《かね》の躰《てい》」（玄々斎《げんげんさい》1810〜1877）の句にみるように互いに反応し合う姿が本来的といえます。

「茶の湯とはただ湯をわかし茶をたててのむばかりなる事と知るべし」

利休居士にある人が「茶の秘事についてご教示ください」とたずねると、利休は「茶は服のよきように点《た》て、炭は湯のわくように置き、花は野の花のように生け、夏は涼しく、冬は温かく、降らずとも雨用意、相客には心せよ」と答えました。聞いた人は、なんだそんなことかという顔をしたとあります。しかしこれら七項目をゆるぎなくできるようになるためには日々の精進《しょうじん》が欠かせません。そのうえで、茶の湯とは湯をわかして茶を点て飲むことなのだといっているのです。

医療・看護・介護とは、対象者を治療し、看護し、介護することです。しかしそのためにはどれほどの知識や技術が必要であることか。また、常に感情のムラのない態度や表情を心掛け、最高の水準を目指して精進することが肝要となります。

## こころの隠し味

「とにかくに服の加減を覚ゆるは濃茶たびたび点てて能《よ》くしれ」

服加減（茶の味や色、様子など）を覚えるのには、経験がものをいいます。茶筅《ちゃせん》を使って実際に練ってみたり振ってみること以外に、お茶を上手に仕上げることはできません。練習あるのみです。しかし、いくら手首の動きを速くして茶を点てても、それだけでおいしいお茶といえるでしょうか。

おいしいお茶に「こころを込める」という隠し味が必要なように、医療現場にも隠し味が必要です。包帯の巻き方についてあれこれ能書きをいう必要はないでしょう。ゆるからずきつからず患部にぴったりと巻く技術の持ち主であるためにも、練習あるのみです。

### コミュニケーション

communication（コミュニケーション）の com には、「共に」という意味があります。人の文化行動は孤立した行動選択より、共同的スタイルをとることが多く、そこに他者理解や配慮のしかたを学ぶ必要があるといえます。冠婚葬祭はそういった機会の最たるものです。

しかし、社会には、直接的な人間関係に苦手意識をもったりして避けてとおる人も少なくありません。社交辞令は使い方によっては洗練されたコミュニケーションとなるものですが、昨今は「社交辞令」ということば自体を知らない人もふえています。

慶弔事にさいして、満足にお祝いやお悔やみもいえない人がいます。書類に「お悔やみ申します」と付箋をつけてよこす人がいたり、同じ職場にいながらメールでお悔やみを打ってよこす人もいます。行き交う機会が何度あっても、顔をあわしたときに一言もない姿には、とまどいを覚えます。ことばを失ったかのような状況や相手をしっかりと自分の視野に入れない態度からは、ホスピタリティは生まれることはないのではないでしょうか。

*12*

あなたの満足や喜びが私の満足となり喜びとなる…、そうありたい。

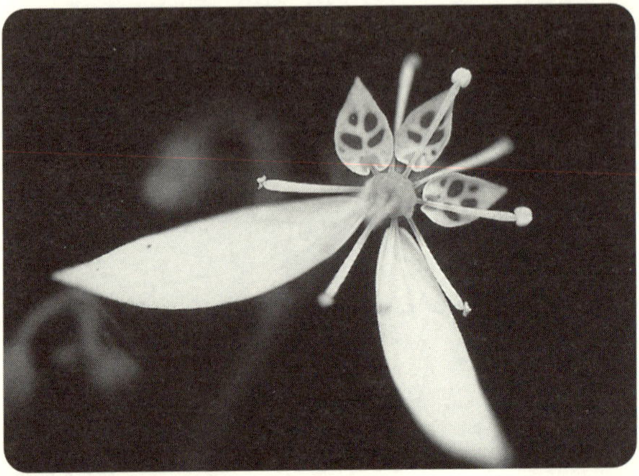

ゆきのした

# 挨　拶

## 挨拶は、コミュニケーションのはじまり

「挨拶もできない」「挨拶も知らない」といった人に対して、私たちは自然とマイナスの評価をしているようです。挨拶を重要視するのは人にかぎりませんが、人同士の挨拶は動物のように直ちに力関係や上下関係を特定するものではありません。

社会性はヒトの特徴のひとつです。社会で必要とされる基本的な文化行動を知らないことや間違ったままふるまうことは、人とのつきあいの第一歩からつまずくようなものではないでしょうか。

「礼にはじまり礼に終わる」ということばがありますが、礼をたっとぶこころのない人は人間として未熟といわれてもしかたがないとされてきました。なかでも挨拶は、人同士の関係を結ぶうえでなくてはならないものと認識されています。

では、挨拶は長じるにしたがって自然とできるようになるものなのでしょうか。挨拶に価値をおかない人や苦手という人もいます。他者とのかかわりを避ける人もいれば、人との接触に苦手意識をもっている人もいます。第一声を自分からかけることに抵抗や恥ずかしさを覚える人もいます。

機械文明の発達のなかで、便利な機器は使いこなし

ても人との直接的ふれあいを苦手と感じたり、ことばをかけることや交わすといったことが不得手という人がふえています。しかしそこに閉じこもっているばかりでは、本来的自己を活かして生を充実させることにはならないのではないでしょうか。

### 挨拶はこころの配達

「挨拶は先手必勝」といいますが、どちらが先に声を発したという勝ち負けやスピードを競うものではありません。こころの込もらない挨拶は、相手に届くことも響くこともありません。挨拶の基本は、こころを開いて相手に薫風を送るような気持ちで接することにあります。

より積極的な意味で、「相手との距離をちぢめ、相手に迫るための手段」と言い換えることもできます。気持ちのよい挨拶ができる人に出会うと人柄までしのばれ、こころが温ります。

社会には、知っている人には過剰なくらい気をつかうのに、知らない人には木で鼻をくくったような態度をとる人もいます。変わらぬ態度でよい挨拶をする人を手本としましょう。どこでもだれに対しても清々しい誠のこころで接することを若いときから身につけたいものです。

## の　に

相田みつを

あんなに世話を
してやったのに
ろくなあいさつもない

あんなに親切に
してあげたのに
あんなに一所懸命
つくしたのに
のに……
のに……
のに……

〈のに〉が出たときはぐち
こっちに〈のに〉がつくと
むこうは
「恩に着せやがって―」
と　思う

庭の水仙が咲き始めました
水仙は人に見せようと思って
咲くわけじゃないんだなあ
ただ咲くだけ
ただひたすら……

人が見ようが見まいが
そんなことおかまいなし
ただ　いのちいっぱいに
自分の花を咲かすだけ
自分の花を――

花は　ただ咲くんです

それをとやかく言うのは人間

ただ　ただ　ただ――

それで全部

それでおしまい

それっきり

人間のように

〈のに〉なんてぐちは

ひとつも　言わない

だから　純粋で

美しいんです。

相田みつを著『にんげんだもの』

（文化出版局刊）より

# 2 章

# 尊厳をひとに

13

形見とて何か残さむ

「春は花　夏ほととぎす

秋はもみぢ葉」（良寛）

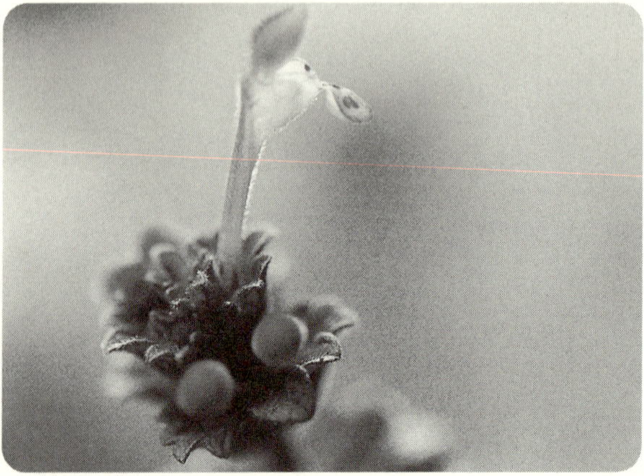

ほとけのざ

## なぐさめの手紙

「お母様のこと、ご愁傷様です。肉親を亡くした悲しみは本当に深いもので、私も18歳のときに経験していますが、すぐに立ち直れるものではありません。先生のお母様を思っての文面からは深い悲しみと愛情を感じ、どうしてもお便りせずにはいられなくなりました。

私は父を18歳で亡くしました。父は私がマレーシア留学に旅立って１か月も経たないうちに亡くなり、１年後、帰国したさい、成田空港でその事情を聞かされました。

父は私が10歳の頃に脳卒中で倒れ、半身不随と言語障害をもつ身となり、ずっと自宅療養をしておりました。堂々としており頭の回転も速かった父は、病人となってもどこかおしゃれで格好のよい人でしたが、家族で外を歩いたりするたびに『障害者の父がいるという事実をクラスメートにみられたくない』という狭いこころから離れて歩いたりしました。

マレーシアに出発する前は思春期だったこともあり、尊敬する父とうまく話ができず、たまにぶつかると『お父さんなんか死んじゃえ！』というひどいことばを投げつけたこともあります。

異国の地で家族と離れて生活し、一番大切にすべきは家族であるという事実に気づき、私は『帰国したら本当に家族に素直に接しよう』と決心しました。しかし帰国すると、そこに待っていたのは〝父の死〟というあまりにも信じられないニュースだったのです。家に帰ると、待っているはずの父がただの写真と箱に変わっていました。

久しぶりにと母が用意してくれたお刺身を、『随分さっぱりしてるように感じる』などといいながら食べているうちに、こらえきれずに涙があふれ、久々の日本食をぐしゃぐしゃのまま食べました。

一番つらかったのは母だろうと思います。私はマレーシアではホスト・ファミリーとあわず、毎晩のように家に電話をかけていたことがあります。そんなとき『お父さんは？』と聞くと、『今出られないけど、S子のこと元気か、頑張れっていってる』とごまかしては励まし続けてくれたのが母でした。ひとりで気丈に耐えていたのでしょう。空港で私を出迎えたときのほっとしたような、でも痩《や》せてしまった顔はそのせいだったのだろうと思います。

私はといえば、帰国後、何の進路も決まっておらず、マレーシアで15キロも太った自分の姿に落ち込み、父を亡くした悲しみも家族より一年遅れているためあらわにすることができず、そんなもろもろのストレスから過食、自閉症気味というひどい状態になってしまいました。

それからなんとか前進し、就職もして今にいたっていますが、やはりあのときのショックと自信喪失をずるずると引きずり、実は今もなにかあるとすぐ鬱気味になってしまうのです。

先生の書かれたお母様の美しさ……。実際にお会いしたことはありませんが、十分にその穏やかなお人柄が感じられるような人との接し方をされてきた先生のお母様のご様子を文章にて拝見し、やはり〝本物〟とは長い年月を経ても人の心を動かすものであるし、また伝えられていくものなのだ……と再確認した気がしました。私自身も、どんなに世の中の〝常識〟が変わろうとも、そして今の自分には難しくとも、〝本当〟の美しさと魅力を培っていきたいと思いました。そこには、きっと他人を辟易させる類《たぐい》のものではない〝強さ〟も存在するのだと思います。

冒頭にも書きましたが、先生の悲しみを私が癒して差し上げることはできません。これぱかりはどうしようもないことです。ただ時間が味方してくれることも事実です。今は哀惜と後悔の念でいっぱいだったとしても、いつか故人を優しい思い出と愛情で、懐かしく感じられるようになる日が来るのです。

元気に再びお会いできる日を願っております。」

人の哀しみにこころ痛める感性やこころ寄せる行為に、人間に存する美しいなにかをみる思いがします。

14

自然は大師、人は師、己は学徒（著者の父のことば）

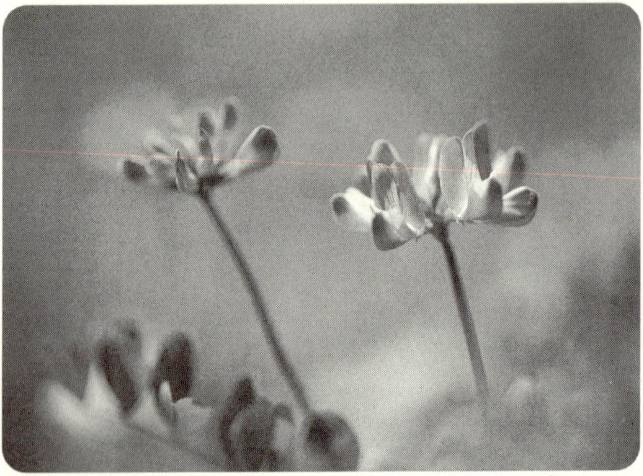

れんげそう

# 摂心《せっしん》に学ぶ

## 生活文化と作法

北鎌倉にある円覚寺居士林《えんがくじこじりん》（大正11年開設）での夏季学生大摂心（３泊４日）に、ゼミの学生を連れて参加するようになって15年が経ちます。摂心では坐を組むこと（坐禅）は無論ですが、提唱《ていしょう》（老師の講義）、食事《じきじ》、作務《さむ》（清掃その他）などの日程が組まれ、行住坐臥《ぎょうじゅうざが》のすべてが規矩《きく》にしたがって行われます。参加者（学生に限らない）は初心者も多く、参加の動機もそれぞれです。

円覚寺は明治10年、在家修行者（居士と呼ばれる男性修行者）のために門戸を開き、爾来《じらい》、山岡鉄舟(1836～1888)・夏目漱石（1867～1916)・鈴木大拙(1870～1966）などが参禅しています。明治30年代からは、女性（禅子《ぜんこ》）も参禅しています。

作法はすべて僧堂に準じ、朝の洗面から就寝まで定められた作法で過ごします。修行中は幹部から怒声が飛ぶこともしばしばです。大声で、また真剣に叱られた経験のない学生もふえていますが、自由気侭《きまま》な生活に慣れた身には確かにつらいものがあります。

観察では、特に若者にとって会話が出来ないことは大変な苦痛です。正しい姿勢を保つことも容易でないようです。「はい」という返事もすぐには出ず、「もったいない」という感情もそれを表す術も未熟であったり知らなかったりという人もふえています。

### 作法の重要性

無作法のなかに集中力は生まれず、仲間同士に暗黙の共感が生まれることもないのではないでしょうか。礼儀作法を習得する意義として、自己表現および人間関係の構築と維持推進があげられますが、環境への配慮も無視できません。「ひと・もの・こと・しぜん」へ礼を尽くす（尊重する）こころこそ育成が望まれるものです。

人としての文化行動や規範がゆるんでいるかのようなありさまをみるにつけ、居士林のような学林としての場や生活技術や作法を身につける場の存在は再認識・再評価されてよいのではないかと愚考しています。一切の無駄をはぶきすべてに感謝して生活する潔さには、豊富な知恵や技術の裏打ちがあります。生活文化を活性化することへの示唆に富み、心身を用いる実践の重要性に目が開かされます。

水の一滴、大根の葉や切れ端も無駄にしない生活こそが21世紀型生活ではないでしょうか。21世紀こそ、一杯の水で顔を洗い口をゆすぐ意味を知り、実行する意志と作法を必要としています。他者に配慮する魅力行動を工夫するなかには、人だけでなく自然への配慮が大切になってきます。

医療、看護、介護の現場では、ものを大切にする考え方を身につけると同時に、ものを処分し廃棄する思想も身につける必要があります。ひとりの患者や介護対象者に対して一回一品目の使用を徹底することを訓練されるなど、物品の再利用が許されない現場があることを理解するものです。

しかし、ことにあたってはまず、ものを大切にする・あつかう・保存するなどの意味や意義を理解することが基本となります。

航空業界では、少しでも欠損したグラスは即、廃棄処分の対象です。ひびの入ったグラスを放置することもしません。危険予備軍の排除を徹底しています。

顧客の口や手など、直接肌に接触する部分にそれらのグラスを提供した結果、傷つく事態が生じたとすれば不充分なサービスとの言い訳ですむはずはなく、慰謝料を請求されるケースとなります。また、一度開けた炭酸飲料の罐に残量があるといって、他の客に気の抜けた炭酸飲料を提供することももってのほかとなります。

ホスピタリティの実行には、部署や場面によってさまざまなものとのかかわりを考えることが課題となります。自然のホスピタリティを考えることもそのひとつです。

15

わたしがここにいることを忘れないで。あなたがここにいることを忘れない。

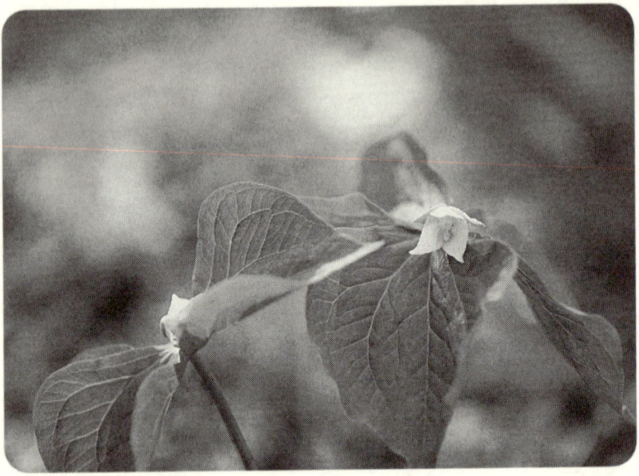

えんれいそう

# こころを伝える

## 母の思い出

小学校低学年の頃、居間で母が正座して編み物をしているときのことでした。私はそばでなんとはなしに母にまとわりついていました。突然、「人は死んだらどこに行くのだろう。どうなるのだろう」との思いがわいてきて母の膝にのってその疑問をぶつけました。同時にとても哀しくなり、泣きながら「お母さん。死んだら絶対、私にそのことを教えてよ。黙って行かないでね」と何度も訴えていました。

母はやさしく、「大丈夫よ。いつもあなたのことをみているから」といって、私を抱いてくれました。私はそのことばを聞いてやっと安心し、そのまま寝入ってしまい、その質問は二度とすることはありませんでした。

私の母は、昭和55年頃から特別養護老人ホームにストールなど手編みの作品をプレゼントする、今でいうボランティア活動を続けていました。「ささやかでも、世のため人のためにできることが人としてのしあわせ」といっていた姿を思い出します。

母が亡くなったあと、いただいた電話や手紙の温かさ、思いやりの深さに、これまで私は人にどう接してきたであろうかと顧《かえり》みて未熟さを恥じることもしばしばでした。肉親を亡くすことの喪失感やいたみは想像以上のものがあります。ことばがあることでなぐさめられ、ことばがないことでこころをしずめられました。

### 今いる場所が学びの場

母の葬儀をおえて現実にもどると仕事が待っていました。残っていた授業のなかで、母が逝って新年の挨拶ができなくなったことを学生に断りながら、家族を、親を、自分を、今を大切にということが自然に口をついてでました。今ここにいる私たちはみな自分の命の最前線を生きている……。そのことが本当にありがたく、尊いことに思えました。いのちといのちのふれあいが人との出会いにほかならないことを実感していました。

先に逝く人は、命の貴さやそれをたっとぶことの大切さをまさに身をもって教えてくれているといえます。なかには不本意な死もあるでしょうが、死は無ではないのです。残されたものに多くのことを教えてくれる最大の学習機会とさえいえます。

「先生はとても悲しいだろうに、授業してくださってありがとうございます」といってくれる学生がいて、私はそんな学生の心根に愛しさとまぶしさを感じ心打たれました。しかし、自分の悲しみに溺《おぼ》れているばかりで気がつかないことも数多くあったかもしれません。

＊お悔やみのことばを考えてみましょう。
例

① ご愁傷様です。
② 残念でございました。
③ さぞかしお力落としでございましょう。
④ お気の毒に存じます。
⑤ なんと申し上げてよいか……。

など。

母が亡くなって数か月後、お世話になった病院を訪れナース・ステーションに挨拶に立ち寄りました。婦長は病棟を替わった母に花束を贈ってくれるなどの気遣いをみせてくれた方です。そこに居合わせた若い看護婦も出てきて対応してくれましたが、名を名乗ると彼女は「ああ、古関美代子さんには本当にいろいろと教えてもらいました」といって涙ぐんだのです。母は忘れられてはいなかったのです。

母とのふれあいを思い出として語ってくれた彼女のことばは、私にとってなによりのものでした。ともに涙してくれた彼女にホスピタリティの資質を充分に感じ取った次第です。

16

絶望にとらわれない人こそ
希望の人といえる。

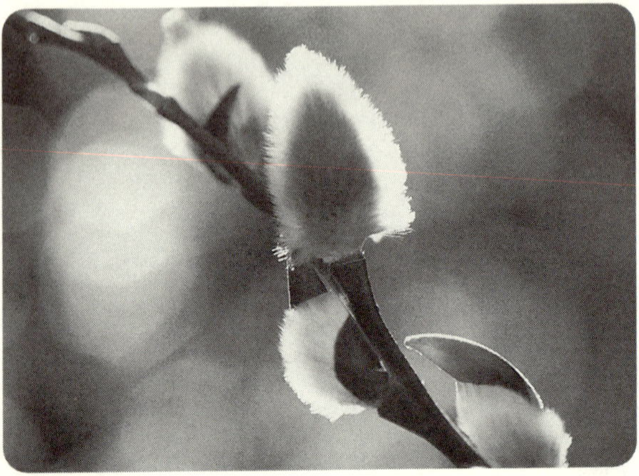

ねこやなぎ

# ひとすじの生きる道

## 人として生きる

「人間として生きる道は、どこへ行ってもひとすじ残されている」。これは、作家島比呂志さんのことばです。島さんは長い間、岸上薫という本名を名乗ることができませんでした。

島さんはハンセン病をきっかけに東京農林専門学校（現東京農業工業大学）の助教授を辞し、鹿児島県鹿屋市の国立療養所で半世紀余を過ごしました。1995（平成７）年、福岡市の弁護士に出した手紙から社会復帰や人間復帰にむけての闘いがはじまりました。

国は、らい予防法をつくって、長年、ハンセン病患者を社会から隔離する政策をとってきました。ハンセン病と認定された人は、家族や友人、社会から隔絶した生活を余儀なくされ、それはまさに生きながら社会的死を宣告されたに等しい仕打ちといえるものでした。断種や中絶は当然のこととみなされ、自己の意思によって生活を送るなどは夢のまた夢でした。

「もういいかい、骨になっても、まあだだよ」

これはハンセン病患者の川柳です。死んでもふるさとや家に帰れないことを知る人の諦観や自分を拒絶するものへの現実直視の思いがみて取れます。「もういいかい」「まあだだよ」という子どものあそびことばを用いた内容は、「骨になっても帰れない」ことを受け止めざるを得ないむごさであり、余計胸がつまります。

私たちは、社会や人のこころに「病気」に対する根強い偏見や差別があることを否定することができません。これらの意識を払拭《ふっしょく》するには、医科学の進歩とそれへの理解、真実の解明、人びとへの教育、社会への啓蒙や正しい運用を怠らない不断の努力以外にありません。病気を他人事《ひとごと》とする意識に「自分だったら」という想像力を働かせることが大事ではないでしょうか。

平成13年５月11日、熊本地裁でハンセン病訴訟に対する勝訴判決がでました。国の強制隔離政策がハンセン病患者に非人道的処遇や生き方を強いたことを認めた判決でした。1907（明治40）年の「らい予防ニ関スル法律」、1931（昭和6）年の「らい予防法」（旧法）、1953（昭和28）年の同予防法新法へと引き継がれ、1996（平成８）年同法廃止にいたるまで90年間にわたって患者やその関係者を苦しめた法が誤りと認められたのでした。

ホスピタリティの精神には、他者の苦しみや嘆きをわがこととして分かち合う精神が見出せます。らい患者への治療や援助には古い歴史があり、洋の東西を問わずホスピタリティの原点のひとつといってよい行為なのです。

島さんは、患者による集団訴訟のきっかけを作り、名誉原告団長としてこの裁判を見守ってきました。そこにいたるまでの筆舌に尽くしがたい苦しみや悲しみ、あきらめや怒りといったもろもろの感情に思いを馳せるちからを私たちはもっているでしょうか。

「判決は、ハンセン病は感染力が極めて弱いうえ、戦後は治療薬も開発されており、遅くとも60年以降は隔離は必要なかった、との判断を示した。直接の当事者である厚生省（当時）の怠慢はもちろん、患者団体の訴えに耳を傾けなかった国会の責任も認定した」

遅きに失した点はありますが、前進です。

しかし今もなお、全国15か所の療養所に4400人の元患者が暮らしている事実があります。青春、家族、希望、夢、個人の尊厳といった生きていくうえでの権利や経験の機会をもぎ取られ、踏みにじられてきた理不尽さにひたすら耐えてきた姿に強靱な人間精神をみる一方、天を仰ぎ地団太踏んでもなお残るもどかしさやいたたまれなさをかかえて生きてきた人びとの心中はいかばかりかと思うのです。

わがことのように相手をおもんぱかるところに情愛の世界が生まれ、相手を受け入れる態度や行為が出現します。本名を口にする自由を島さんはやっと自分のものにしたのです（一部、『読売新聞』平成13年５月12日付より再構成）。

17

わたしたちは生きるために
生まれてきた。

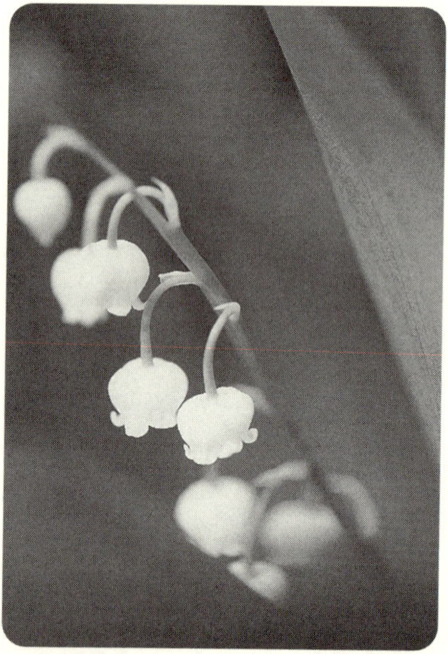

すずらん

# 人権環境

## 共生とホスピタリティ

ホスピタリティは、共生の思想をもつ行為です。ホスピタリティを具現しその行為を拡大することは、個人の善意に頼るだけでなく、万人の努力で成し遂げる価値ある行為といえるのではないでしょうか。

病院という場所で患者と出会い向き合う人びとは、「してやった」「してもらった」の関係にとどまらないホスピタリティの実践者たるべき人びとです。身の回りの一歩からはじめることが重要なのです。大きくは、法律や制度を見直し、改善をおこたらない努力もそのひとつとなります。

人権侵害の類型（『読売新聞』平成12年11月29日付。職場に関するものを抜粋）

1．差別

① 雇用差別（募集、採用、解雇を含む労働条件）：女性、障害者、同和関係者、アイヌ、外国人、HIV 感染者など

② 商品、サービス、施設などの提供拒否：外国人の入浴拒否、診療拒否、入会拒否など

③ セクシュアル・ハラスメント

イ．対価型（性的言動に対する対応であり益を受ける）

ロ．環境型（性的言動で就業環境が害される）

④　人種、民族的差別に起因する嫌がらせ、暴行

イ．アイヌ、外国人に対する暴行

ロ．外国人学校に対する投石

⑤　差別表現

イ．同和関係者、外国人などの特定の人を対象とする侮辱、中傷発言や落書き、張り紙、インターネットの書き込み

ロ．特定の人を対象としない差別助長表現（部落地名総覧の出版、インターネットの書き込みなど）

2．虐待

①　施設内での虐待：児童、高齢者、障害者ら

②　学校での体罰、学校・職場でのいじめ：児童、生徒、職員ら

3．公権力

捜査段階などでの暴行、拘禁施設での人権侵害

その他の公務員による人権侵害

4．メディア

①　マスメディア：プライバシー侵害、名誉毀損、誤報、過剰取材、差別表現

②　その他のメディア：インターネットなどを利用したプライバシー侵害

＊つぎの会話について是非を考えてみましょう。

① 廊下での会話

「○×号室の患者は、HIV感染者なんですって」

「なんでうちの病院が引き受けたのかしら」

② ナース・ステーションでの会話

「今度入院した患者さん、隣の人が外国人なんで部屋を替えてくれっていってるの。わがままなんだから」

「その人だってホームレスなんだから。どっちもどっちでしょ。がまんするようにいわなくちゃ」

③ 待合室での会話

「ずっと待っているのですが……」

「さっきから呼んでいたのに聞こえなかったんですか。年はとりたくないものですね」

④ 周囲に他の患者がいる前での会話

「申し訳ないのですが、ちょっと支払いのことで……」

「えっ、また支払いを延期して欲しいんですか。どうしてですか。理由がないとこまります」

⑤ 受付での会話

「さきほどご診察いただいたときに質問し忘れたのですが」

「なんですか。そのときいわなくちゃだめでしょ」

### 見舞

病気見舞以外につぎのものがあります。

1．暑中御見舞：中元の時期を失したさいの見舞い

2．残暑御見舞：立秋後の暑さへの見舞い

3．寒中御見舞：歳暮の時期を失したさいの見舞い

4．火事・火災御見舞：火難に遭った家や近火に遭った家への見舞い

5．陣中御見舞：選挙運動中や仕事に忙殺されている人を慰問するなどの見舞い

6．水屋御見舞：茶道などで裏方へのねぎらいとして見舞う。水屋は、台所や水を扱うところを指す

7．御部屋御見舞：芸能の楽屋を見舞う

8．水害御見舞：水害に遭った家などの見舞い

見舞いのしかたには、つぎのような方法があります。

① 先方に出向いて御見舞の口上を述べたり見舞いの品を渡す

② 手紙やＥメールなどを利用してメッセージを伝える

③ 電話で見舞いの真情を伝える

④ 見舞いの品物を店舗に依頼して送付する

⑤ 労働力や必要な品を提供する

取り込んでいることに配慮し時間帯や時期をずらすなどの配慮が必要です。

# 3　章

# こころのホスピタリティ

18

礼儀作法にみる形はばかにしたものではない。こころをそえるともっと大きく豊かに伝わる。

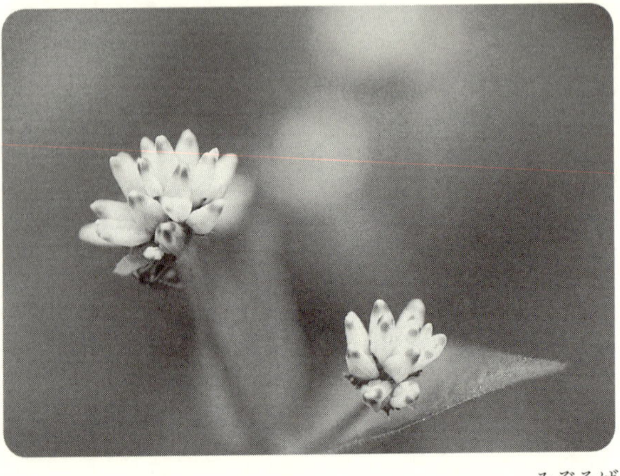

みぞそば

## 案内のしかた

### 案内と位置への認識

職場では、場面に応じて対人応対をスマート（気を利かせ、動作をすばやくすること）に行うことが肝要となります。患者やその家族、来客、上司、同僚などを案内するときは、先導や供《とも》するやり方があります。案内に先立ち、相手の様子をよく観察したうえで「お荷物をおもちいたしましょう」「コートをおあずかりいたします」といった声をかけましょう。気が利く行為として相手に好印象を与えます。

また、「こちらでございます」「エレベーターでまいります」など方向指示のことばも必ず発するようにします。これは、相手に行動への準備意識をもたらす情報提供と確認の態度になります。

被案内者の位置は、案内者の右側とします。序列や席順の右側上位の原則を適用します。並列して歩くのは同輩同士がとる行動であり、避けます。案内時には、相手より60〜80cm前方に位置（案内・先導）するか後方に位置（供）し、相手の呼吸にあわせて案内します。

### エレベーターでの乗降マナー

1．自分が案内するとき

① すばやく入って「開」ボタンを押す。エレベー

ター内は中央、あるいは入って左奥が上位置。先に「階」ボタンを押すとドアが閉まることもあり危険。「開」、そして「階」の順とする。

② 安全を確認後、「閉」ボタンを押す。

③ 行き先階に着いたら「開」を押し、「どうぞ」「こちらです」といって被案内者を優先し、自分はその後とする。

④ 乗り合わせた人に会釈して降りる。

2．自分が中にいて、患者やその家族、来客、上司が乗り込む場合

① 行き先を聞いて「階」を押す。

③ 自分の降りる階が先の場合は、「お先に失礼します」といって降りる。

③ 自分より相手が先に降りる場合は、その間、「開」を押して待つ。

3．自分が乗り込むとき

① 先客や上司がいる場合は「失礼します」と声を出す、あるいは会釈して乗る。

② 先客や上司が同じ階で降りる場合、最後に降りる。

③ 自分の行き先階を押してもらうときは礼をいう。

いうまでもなく、他者配慮はだれに対しても必要なものです。

＊行動の重要性

院内で働く人びとの行動に内部の人間関係や行動の教養をみて、それが病院のランク付けなどの判断材料に用いられることがあります。廊下は、公道と心得て歩行しましょう。わがもの顔で廊下の中央（正中《せいちゅう》）を歩行したり、むやみに走ることはやめましょう。

＊顧客優先の原則

赤坂の迎賓館を見学したことがありますが、そこには天皇陛下と皇后陛下それぞれ専用のエレベーターが二基備えられていました。敬意表現とともに危機管理の観点からも配慮されていることです。

多くの病院施設は部屋や機材など共有が原則です。病院は、ホテルのように顧客優先の原則に貫かれているわけではありません。緊急時には、内部の人員の動きを優先することもしばしばです。

しかし、そんなときでも乱暴なことば遣いや態度がゆるされるわけではありません。「こんな配慮のしかたがあるのか」「ここまで気をつかうのか」といった事例を知っていると、自分の行動に謙虚さがにじんできます。見送りの礼がすむまでが案内です。

*19*

花も美しい　月も美しい
それに気づく心が美しい
（足立大進）

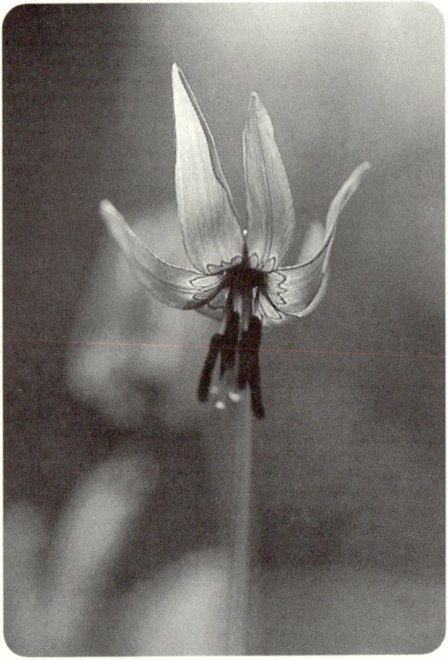

かたくり

## 美しい日本語表現

### ウチとソト

尊敬語について、大野晋《おおのすすむ》学習院大学名誉教授はつぎのように述べています。

「人称代名詞の体系をふりかえってみると、近称のコチノヒト・コナタは、親愛の表現ですが、遠称のアナタは初めは尊敬の対象として相手を指すのに使われました。遠いものと扱うことが尊敬することだった。それはどういうことか。

原始社会の人々の心性では、ウチは安心な場所、親愛できる、なれなれしくできる。時には侮蔑にまで発展していってもさしつかえないところ。ソトは恐ろしい場所、恐怖の場所、妖怪や神がいるところでした。ソトで生じることは自分に左右できないこと、自分が立ち入るには危険を冒さなくてはならないことでした。だから、ソトの人、ソトのことには傷つけないように、手を加えないようにします。

したがって、ある一つの行為をソトのものとして手を加えないこと、つまり成り行きのままとして扱うとは、恐ろしい自然のままのことと扱うことでした。それが尊敬へと展開しました。日本語の尊敬は、いきなり相手を上と扱い下と扱うという人間関係の上下から始まったのではなく、根本的には外界に対する恐怖から始まった。それが恐怖→畏怖→畏敬→尊敬という展開をへて、人間的関係に広がり、いわゆる尊敬語になったのです。」(『日本語練習帳』岩波書店　1999年 p. 180-181)

## 他者配慮の文化としての敬語

敬語表現は差別的で排他的になりがちな人間関係や、情報伝達の硬直化や偏向性を回避する手段としても発達してきたと考えられます。日本語は、直接的・間接的表現に工夫し磨きをかけることで、他者配慮の文化を育ててきたといえます。尊敬語、謙譲語、丁寧語、美化語には、民族の知恵が反映されています。

ことば遣いは、「これが正しい」「これしかない」と限定されるものではないでしょう。しかし、ことば遣いによっては心地よいものとそうでないものがあります。私は安易に「どうも」ということばは使わないようにしています。表現が簡潔で耳に心地よい言い回しや、正しく美しく懐の深い日本語表現を推進することに異論はないのではないでしょうか。会話は、共通の概念を共有するなかではいっそうの意志の疎通がのぞめますが、そうでないところには齟《そ》齬《ご》や誤解が生じがちです。外国語理解も視野に入れる必要があります。

疑問やこだわりをもってことばを見直すことは、ときに必要な作業となります。言語と態度表現の豊かな関係性を考えることも大切なことです。

### 地域のことばを大切に

自分の住んでいる地域のことばに関心をもち、看護に活かす取り組みがあります。特に、年配の方は慣れ親しんだことばで自分の症状を表現することが楽であり、真実を伝えやすいと感じています。

共通語は便利ですが、地域にはぐくまれたことばを無視することなく職場で活用したいものです。微妙な身体の症状をすくいあげることが期待でき、親近感をいだく要素となります。

*20*

# 「なりきる」ということへの挑戦。

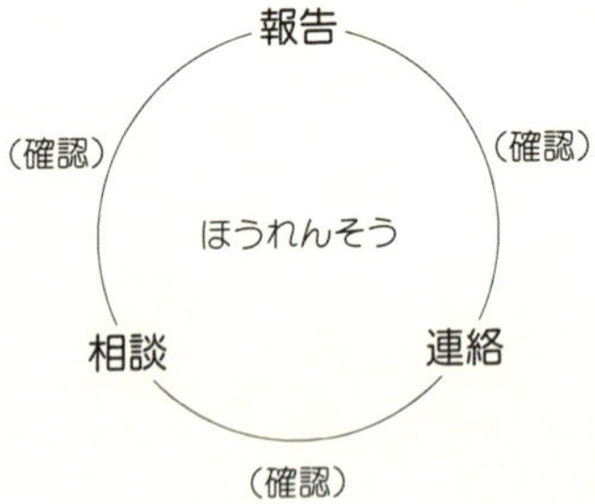

Plan
（計画）
check
&
recheck
See
（検討）
Do
（実行）

information（情報）
association（交際）
explanation（説明）
relaxation（休養）
presentation（提示）
communication
orientation（指導）
negotiation（交渉）
direction（方向）
identification（身分証明）
confirmation（確認）

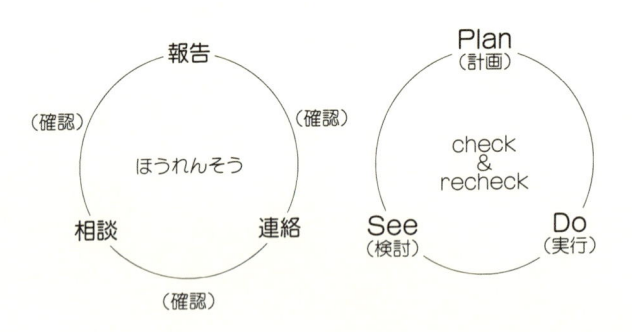

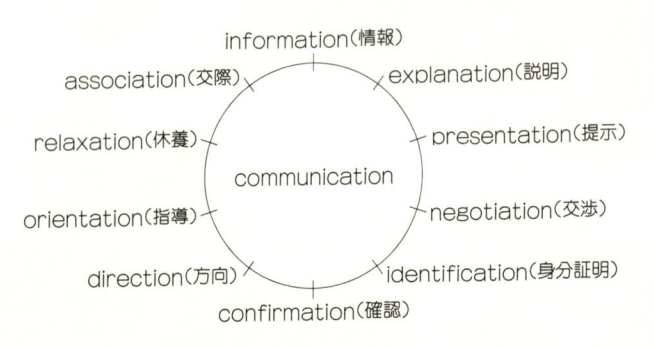

## ルーチン・ワークとノンルーチン・ワーク

### 定型業務と非定型業務

仕事をルーチン・ワーク（routine jobs/tasks 定型業務）とノンルーチン・ワーク（non-routine jobs/tasks 非定型業務）にわけるとしましょう。ワンパターン人間（慣例尊重主義者）のことを英語では routineer といいますが、所定の仕事がきちんとできることは仕事の第一歩です。

ただし、それだけでは職務の硬直化をまねいたり発展を阻害しかねません。仕事は、多様な側面があることを理解したうえで取り組むものです。

定型業務は、①情報・事務（総務・文書・通信業務など）②研究・技術・生産（知的財産、技術革新や促進、生産業務など）③販売・営業（市場調査、広告など）④交際・接遇（冠婚葬祭、接遇応対など）⑤施設・備品（施設管理など）⑥会議運営（全体会議や部会など）などにみることができます。

非定型業務は突発的な事態に対処するもので、①災害（自然災害や人災など）②事故（交通など）③伝染病（ほかに食中毒など）④犯罪（盗難、ストーカーなど）などがあります。

## 5W1H（3H）

仕事は、すべてにわたって臨機応変の対応が求められています。これは、どんな職場でも変わりはないでしょう。ものごとの確認には、5W1H（3H）を用います。イギリスの小説家、詩人であるキップリング（Kipling 1865～1936）は、つぎの歌を残しています。

「私は6人の忠僕をもっている（私の知っていることは全部彼らが教えてくれたのだ）

彼らの名はWhere（どこ）／What（なに）／When（いつ）／How（どうして）／Why（なぜ）／Who（だれ）」

ほかに、How many（何人で）、How much（いくらで）を考慮します。これらを常に意識することで、指示や命令を受けるときや報告・連絡・相談（「ほうれんそう」）のさいに要領の得ない話し方をさけることができます。確認の習慣をもちましょう。

自分の仕事とそのやるべき事柄を理解し、日々、真《しん》摯《し》に取り組むことから仕事のリズムや手順が定まり、職務遂行上における美学さえも構築されていくとさえいえます。実行には実務能力が欠かせません。善意や親切心を表現する方法として、実務能力の有効性が無視できないのです。

＊仕事のポイント

check & recheck（念には念を入れ、「確認と再確認」を徹底する）を励行しましょう。

1．仕事には報告・連絡・相談（ほうれんそう）が必要です。相手の都合をみはからい、簡潔な「ほうれんそう」を実行しましょう。

2．マネジメント・サイクル（Plan･Do･See）

① Plan（計画）

仕事の計画を立て、日程表（進行表：Flow Chart）を作成します。計画は締め切りや期限を提示するものですが、人を対象とする場合、しばしば軌道修正や改正する事態も生じます。逆算感覚を磨くことも肝要。

② Do（実行）

目標を立てたら実行に移します。共同作業の場合は、他者との連携を密にします。計画遂行のため、プロジェクト・チームを立ち上げることもあります。

③ See（検討・まとめ）

仕事が一段落（終了。完成）したら、必ず反省や見直しをします。評価を得た仕事のしかたに対しては、ノウハウを標準化（マニュアル化）し、以後の業務に活かします。

21

誠実な人は自分の信念を曲げない。

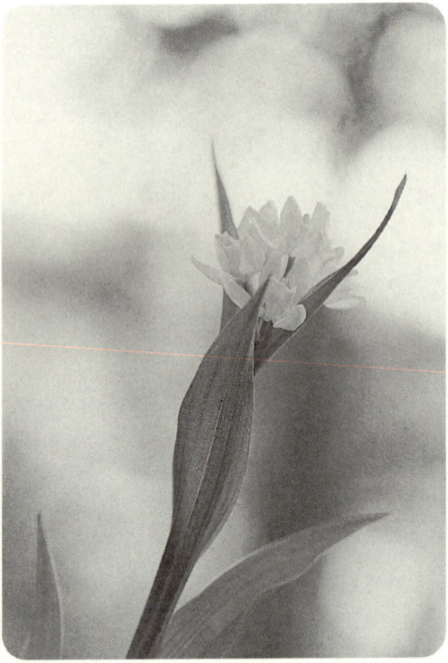

きんらん

# ネチケットの厳守

## ネチケットのマナー

病院にもコンピューター業務が定着してきています。データ整理や処理、保存にともない、守秘義務や取り扱い業務へのいっそうの配慮が求められるようになっています。ネチケット（ネットワークとエチケットをあわせた造語：電子ネットワーク協議会が平成10年度に提唱）をわきまえることも、ホスピタリティの範疇です。

ネチケットとして、つぎの点に配慮します。

1．基本事項

①自己責任が原則 ②文字通信が主体 ③会員規則を読み遵守する

2．セキュリティ

①パスワードを管理する ②他人のユーザーIDを不正使用しない ③コンピューター・ウイルスに注意する ④プライバシーを守る ⑤不正なネットワーク利用をしない

3．電子メール

①メール・チェックを必ずする ②通信相手を選ぶ ③読みやすく工夫する ④発信者名と連絡先を記載する ⑤相手にわかる文字を使用する ⑥添付ファイルの容量が多い時は相手に確認する ⑦偽り

の情報に注意する ⑧返事が遅れてもおこらない ⑨受信メールを公開しない

4．ホームページ

①有料か無料かを確認する ②作成した内容に責任をもつ ③更新日を表示する ④作成者の連絡先を表示する ⑤著作権を侵害しない ⑥誹謗、中傷しない ⑦個人情報に注意する

（電子ネットワーク協議会 www.enc.jp）

秩序なき社会は、結局、自分たちの首を絞めることになります。それはインターネット上も同様です。心身に関する情報はもっとも厳密に守られるべき個人情報となります。そういった情報をあつかう意味と立場を徹底理解する必要があります。プライバシー保護や人権侵害への配慮は、ホスピタリティとなります。

院内で猥褻《わいせつ》な情報や経済活動をともなう情報の受発信が安易になされるようでは、広く社会の信頼を失うことになります。マスメディアは拡大しており、病院の備品がからんだ犯罪なども増加していることに危機意識をもつ必要があります。

情報倫理の確立が欠かせないとともに、パソコン上の画面表示と送信技術に責任をもつことがますます問われていることを忘れてはならないでしょう。

## ＊管理と責任

職場の備品は職場の責任で管理するものです。一人ひとりがその責任を負っていることは言を待ちません。IT（Information Technology：情報技術）革命が推進されるなか、どのような部署で働く人もITを活用するさいの倫理への認識を深める必要があります。

それぞれ、たとえば、火気責任管理者のように統括者を置くことも大事な点です。管理面ではつぎの点に留意します。

① 画面情報管理
② 個人情報管理
③ 保存情報管理
④ 情報請求管理
⑤ 情報削除管理

*22*

「自然」に学ぼう、触れよう、
行って遊ぼう。

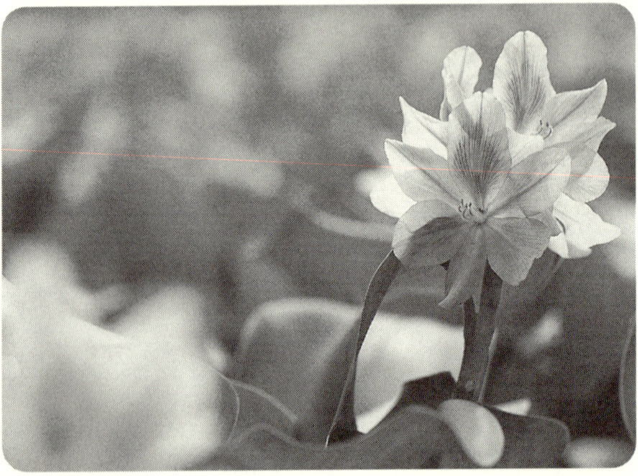

ほていあおい

# マニュアル

## マニュアルとは

マニュアル（manual）は、「作業・処理方法などについて解説した本」（『ランダムハウス英和大辞典』第2版）ですが、もともと「手製の。人力を要する」（同上）といった意味があります。

現場で働く人びとが効率性や生産性などを高めるうえで有効との考えに立ってマニュアルは作成され、活用されてきました。仕事の遂行上において発見したことや必要な事項、事例を整理しまとめたのが「マニュアル」といわれる小冊子です。それを参考にすることによって、一度に多くの人が同様の知識や技能を身につけ、作業や処理を行うことが容易に推進されると考えられました。

マクドナルドをはじめとするファスト・フードの成功は、マニュアルの整備とその実行を徹底させた点にあります。今では、マニュアルは人材教育上も効果が高いことが認識されています。しかし、なかには作成すればこと足れりとして、実行やマニュアルの改善がなされず旧態のまま放置されているものも少なくありません。

### マニュアルの活用

マニュアルは、常に新しい情報に差し替えられることが前提の最新の手引書であることが本来的仕様です。一度作成しただけで、その後なんの改良も新情報もないままに何年も使いつづけるといったことは本来の主旨に反するといえます。

マニュアル作成上は、つぎの点に留意します。

① 情報の質が高いこと
② 情報の内容が正しいこと
③ 情報に偏見や差別がないこと
④ 情報が最新であること
⑤ 情報が整理されていること
⑥ 情報が簡潔に提示されていること
⑦ 誰が読んでも理解できること
⑧ 誰が読んでも実行できること
⑨ 誰が読んでも誤読や誤解を生じないこと
⑩ 企業・組織の経営理念、倫理面での哲学や精神が反映されていること

よいマニュアルとは、共通理解が容易で実行レベルに差を生じることなく、また、個人の勝手な理解が入り込む余地がないものが原則です。人によって処置や作業のしかたが異なるとしたら、「今度はよい人にあたってよかった」「運がわるかったと思ってあきらめる」「○○先生が主治医でうらやましい」といったこ

とばが口の端にのぼる事態を生じさせることになってしまいます。

マニュアルの実行に際しては、

① 熟読する

② 個人的に改良・改悪しない

③ 最新情報がでたら差し替えを忘れない

ことが大切です。そのためマニュアルは、読みやすくわかりやすいことが必要条件となります。個人的に気づいた点に関しては、マニュアル改善委員会を設けそこに吸い上げるなど、常に改良改善をおこたらないようにします。

職場は、自分だけ仕事のレベルをあげても解決にならないことがあります。マニュアル作成の意図は全体の意識や知識、技術をあげることにありますが、与えられたマニュアルの水準をあげる個人の努力が不可欠です。仕事を工夫し、成果をあげる人を評価する体制も整備される必要があります。

マニュアルは飾りではありません。時代の要請を先取りするくらいの意欲も必要です。ときにはみなで復唱するなどして、確認や改定をはかり内容の充実に努めましょう。

23

# こころの新陳代謝を高めましょう。

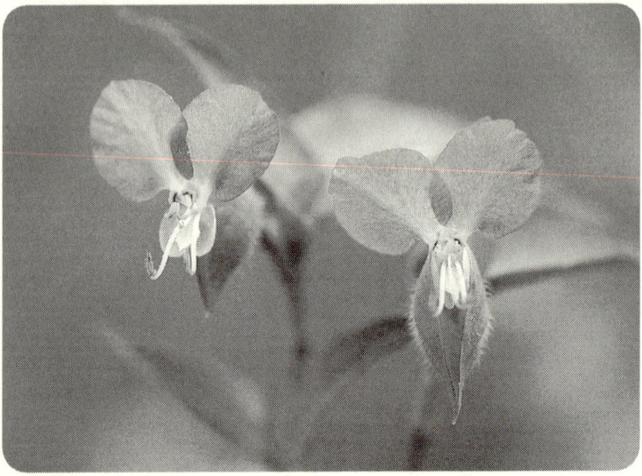

つゆくさ

# 電話応対（1）

## 相手の都合を考える

　みえない相手と話す電話応対は、気をつかう業務となります。年齢・性別・職位などさまざまに異なる条件下の人と目的のある会話をするわけですから、そう思うのも無理からぬ点があります。友だち同士が携帯電話で話すのとはわけが違い、職務上の電話は「無駄・無意味・無作法・無制限・無計画」を排除したものが基本です。

　番号を押す前には、相手の都合でなく自分の都合を優先していると自覚するところからはじめましょう。その自覚の有無が相手をおもんぱかる態度となって、つぎのようなことばとして発せられようになります。

「お忙しい時間に申し訳ございませんが」

「いつもお世話になっております」

「私は○○と申します。ただいまご都合はよろしいでしょうか」

「よろしければ、お時間を頂戴したいのですが」

「先日お電話いただきましたが、留守にしておりましたので、遅くなりましたが本日お電話しました」

　他者配慮のことばは、人間の関係や状況への配慮があるところに生まれるものです。普段そうでないのに、電話となるととたんに敬語表現にとまどいを覚えたりまとまりを欠く人、はたまた不確実な表現で相手の眉をひそめさせる人、不機嫌な様子のまま話をする人がいます。なかには、極力、電話にでない行動を選択する人もいます。

### 電話での適温音声表現

携帯電話は、今や、老若男女《ろうにゃくなんにょ》にとって必需品というべきものとなっています。しかし、路上や電車内での会話のほとんどが緊急を要するとはいえないものと指摘されます。だらだらと長電話している様子は、なぜか周囲をいらいらさせています。

時間や場所を選ばず個機（個人専用の通信機器）を使って会話や通信をしている人びとは、今や多数派の様相を呈しています。一晩中電話で話し、翌日の授業や仕事に差し支えた経験のある人もいるでしょう。時間帯や話し方に無頓着な電話のしかたに慣れた人びとが、今後は職場にふえると予想されます。

社会では、一人前の社会人としての口のきき方が問われます。電話応対に必要な挨拶や口上を身につけ、決め所で決め台詞《せりふ》がいえるようにしたいものです。

専門の知識や技能を問う以前に、社会人としての常識や良識をわきまえているかを人はみています。

＊電話の敬語表現（間違い探し）

①「内科の中山先生をお願いします。私は石田と申します」

「はい、中山先生ですね。申し訳ありませんが、中山先生は、きょうはおみえではありません」

②「小林美佐子と申します。耳鼻科の予約を入れたいのですが」

「小林様ですね。受診ははじめてですか」

「いいえ、内科で一度お世話になっています」

「では、受診カードの番号をいってください」

③「はい、外科病棟です」

「山谷先生はいらっしゃいますか」

「先生はいらっしゃいません。どなたですか。ご用件はなんですか」

「田村といいます。では、お電話したことを伝えてください」

「わかりました。じゃ」

24

まっすぐなこころ、まっすぐなまなざしのまま歩んでいきたい。

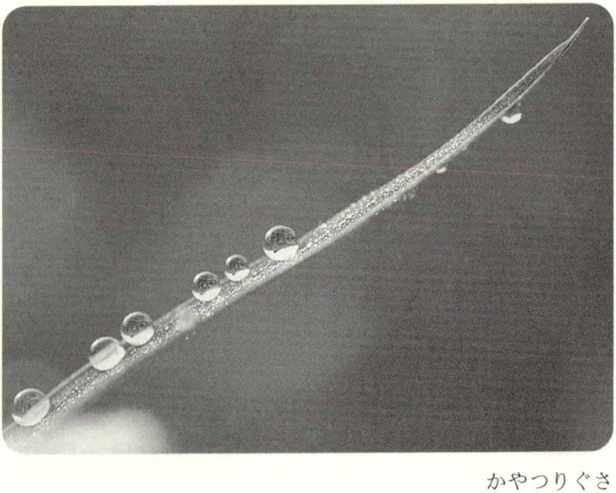

かやつりぐさ

# 入退出のマナー

## 入退出の基本マナー

部屋への入退室のしかたは、意外と注目を浴びています。ドアの扱いが乱暴だったり雑な扱いの人がけっこういます。ドアが手垢で汚れるのは、もつべきところ（ノブや手がかり）以外をさわっていることが多いからです。

また、室内にいる人に全面的に背中をみせてドアを閉める人がいますが、これは失礼かつ無防備な態度となります。基本は、人に背後（臀部《でんぶ》）をみせないというものです。斜《はす》に立てばよいのですが、後ろ姿になるさいはできるだけ短時間（数秒）とします。

一般常識や礼儀作法の心得は、どのような職場でも問われています。ドアの開閉にさいしては利き手だけで行う人がほとんどですが、もう一方の手をそえて行うと丁寧にうつります。たとえば、部屋の外から、内開きのドアを開けて入るときに、ドアの左にノブがある場合、入室は左手→右手→左手→右手の順に計4回持ち替えて扱うことになります。入退室の基本は、つぎのとおりです。

① 息を整えて、ドアの真ん中に立つ。

② 2回ノックし、中の返事を待ってドアに近い手をノブにかけてひじが伸びるほど開く（20cm

程度)。

③　押し開いたところで反対の手にノブを持ち替え、ドアをいっぱいに開いて、全身を部屋に入れる。

④　持ち替えた手はドアノブを握った状態にある。身体は完全に部屋に入っているが、動作の途中なので会釈(15度)し、「失礼いたします」と声をだす。

⑤　その位置のままあいた手でノブをもちかえ、次に体を斜にして、反対の手で静かに閉める。後ろ手にしない。

⑥　向き直って相手（不特定の人）に向かって行《ぎょう》のお辞儀（30度）をする。挨拶ことばを発するタイミングはここになる。

⑦　目的の場所や人まで進み、相手との距離を考えて立ち位置を定めたうえで用件を伝える（承る)。

⑧　椅子の指定がある場合は、指示にしたがって行動する。「おかけください」と指示されたら、「失礼いたします」「よろしくお願いいたします」などと答え、着席する。

⑨　用が済んだらそのまま、あるいは立ち上がって椅子の横に立ち「ありがとうございました」「失礼いたします」といって一礼し、辞す。

⑩　ドアの前で振り返って一礼し、前の手順にしたがって室外に出る。

以上は、非常に丁寧な動作です。これを身につける

ことからはじめましょう。(p. 117参照)

現場では、基礎を踏まえたうえで臨機応変の態度が求められます。オフィスは通常ドアで仕切られていますが、一つの部屋を区分して使用することもあります。その場合は、天井は仕切られていませんからプライバシーへの配慮が必要です。

来客や先客がいる場合は、一言断って自分の用をすませるか、出直してくるかを判断する必要があります。相手に伺いを立てることもそのひとつです。

☆

＊断り方

① ご来客中ですが、少々失礼いたします。

② お邪魔します。

③ 急用ですので、失礼いたします。

④ お客様ですので、あとで出直してまいります。

⑤ ご来客中恐縮ですが、1分ほどお時間頂戴できますでしょうか。 など。

＊伺いを立てる

① 今、よろしいでしょうか。

② あとにいたしましょうか。

③ いかがいたしましょうか。

④ ご指示ください。

⑤ お電話でのちほどご連絡してよろしいでしょうか。 など。

*25*

鏡には姿ばかりの写るぞと
思ふこころの恥ずかしさか奈

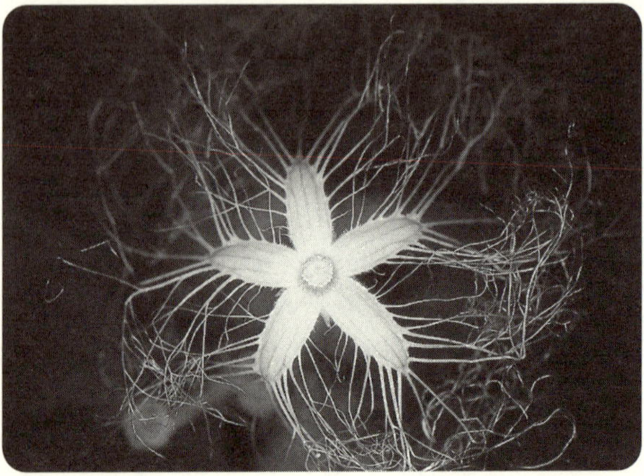

からすうり

# 鑑賞のマナー

## 文化に親しむ

文化の日ともなれば、芸術や舞台観賞など文化に親しむ一日とする人も多いのではないでしょうか。

北鎌倉にある円覚寺《えんがくじ》では、風入で年一回寺所蔵の宝物を一般に公開しています。国宝の舎利殿や重要文化財、神奈川県指定重要文化財、鎌倉市指定文化財などの逸品を囲いや制限のないところで直接みることができます。それだけに、観賞する側の態度や見識が問われます。

展示会場の方丈《ほうじょう》の入口では、僧侶が「こちらでお荷物をお預かりいたします。バッグなどお手持ちのものは身体の前にかかえておもちください。帽子はお取りください」と声をかけています。芸術作品への敬意は、作者への敬意に通じるものとして考えられているものです。

## 鑑賞の態度

展示品の多くは文化財指定等の有無にかかわらず、寺や国の宝といえるものです。開祖、檀那《だんな》をはじめとした伝来の品々が災害や環境の変化に耐えて今日まで伝えられています。寺ではそれらの品々（人々）に敬意を表して向かい合い、観賞する態度が求められています。けれども、「写真はご遠慮ください」とあっても撮影する人びとや、唾が飛ぶことに頓着せずに展示品の近くで会話している見学者がいます。

通常、絵画・美術工芸品など芸術品といえば、ガラスケースや厳重な警備・監視のもとに観賞する体制がとられます。しかし、なかには円覚寺のように、一般に惜しげもなく公開する貴重な機会を提供しているところもあります。これらは、鑑賞者や見学者が無作法をつつしむことで今後の継続が約束されるものです。

外国で教会や寺院、聖地などに行くと、不心得な入場者や観光客に対して入口で服装や態度への注意をしている光景を目にすることがあります。肌を露出していればスカーフや上着を羽織るよう指示されますし、帽子も正式な服装に則ったもの以外は脱帽するのがマナーです。参拝にかぎらず、寺社で文化財を観賞するときには敬虔《けいけん》な態度を守るべきでしょう。ゴミのぽい棄てなどもっての外《ほか》です。

軸観賞のさいにも礼をもって向き合うのがマナーです。単に墨跡《ぼくせき》などの観賞にとどまることなく、それを揮毫《きごう》した作者のこころを受け止め、あるいはその修行や誓願に思いを馳せ頭《こうべ》を垂れるのがふさわしい態度とされます。脱帽し、静かに観賞することを知ってこそ文化国家の国民といえるのではないでしょうか。

専門家である前に、市民としての良識が問われる場面は数多くあります。専門家という以前にひとりの人間としてのあり方を問われるといいかえることもできます。

病院で働く人びとは、専門知識と技術を問われていますが、それらにとどまることなく豊かな知性の涵養をはかりたいものです。それには、日頃、文化に親しむ態度を養うことが有効です。ストレスがたまる職場だからといって、酒や煙草に逃避する態度は考えものです。

ある整形外科医は、茶道に親しみ、短歌や俳句にも熱心です。スポーツにもいそしみ、人間的魅力にあふれています。1日24時間は、私たちに平等に与えられています。仕事、余暇、学習など時間の使い方にも思慮を働かせたいものです。

*26*

# いのちは大切なものです。

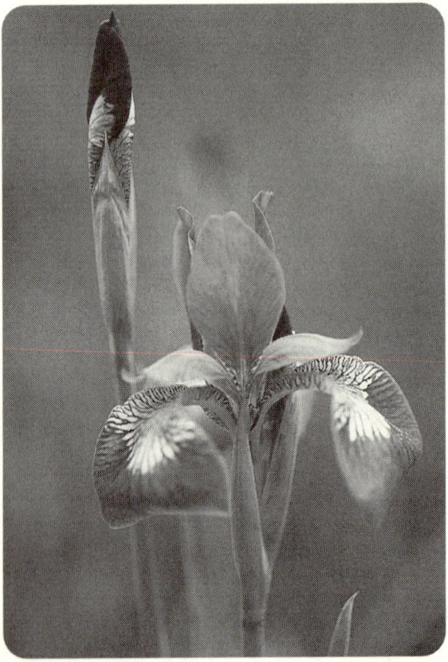

あやめ

# 機械とこころ

## 事故のない職場

1999年に東海村で起きた臨界事故は、世界的ニュースとなって駆け巡りました。みえない汚染の不安に、安全圏にいるはずの人々までも生きた心地がしなかったといいます。放射線が工場の外部に漏れた後遺症はさまざまな方面で懸念されており、安全宣言がでたからといってすぐに払拭されるものではありません。多くの人びとが機械文明の恩恵に浴する日常のありさまを見直すと同時に、機械を操る人間の不確かさに不信や恐れをいだいたといえます。

今回の事故では、最先端の技術と作業に使用したバケツの取り合わせがなんとも奇妙な感じを与え、要注意の操作があまりにも安易に行われていることに衝撃を覚えた人びとが多くいました。危険をともなう仕事に、資格もなく訓練もされない人びとが従事できるというシステムにも驚かされました。

国家国民のエネルギー生産と補給を担当するという重大な責務を負っている企業に、倫理観や哲学が欠如していることが白日のもとにさらされたのです。企業とそこで働く人びとは、利益追求のみならず、仕事をとおして社会に奉仕し貢献するという精神の涵養が望まれます。そうであれば、作業を早くおわらせようとする安易な態度が生まれることも、責任者がその場を離れることもなかったでしょう。

### 文明のもたらす危機

機械ということばは、中国の古典『荘子《そうじ》』にみることができます。福永光司《ふくながみつじ》氏は、技術（テクノロジー）をあつかうものこそ哲学（マインド）が必要との荘子のことばを著書で紹介しています。ソニーの故盛田昭夫氏は、「人間は機械の奴隷であってはならない」と唱えました。

機械系システムの働きを掌握せず人間が安易に機械や道具をあつかった結果が、今回の事故につながっています。機械は丁寧に接することでその暴走を抑えることができます。技術の向上と整備が進むなか、機械を用いる立場にあるものは「無心」の行動を問われています。

技術と働くものの精神が一体となり不可分の状態にあるとき、作業に専心する心が生まれ、それが「無心」となるのです。技術を用いるものに哲学や「道」を模索する精神がなければ、まさに心無いロボットの動きでしかない作業の実行者に成り下がってしまうといえます。

日本につづいて、韓国でも同様の事故が発生したとの記事が報じられました。報告が１日後になされるなど、日本の教訓は生かされていません。危機管理のネットワーク・システムと哲学の構築が急務です。

病院は、さまざまな最新器具が備えられ、それらが日夜運転されています。病院でのホスピタリティの実行には、①人 ②施設 ③備品の力（機材）の総合が不可欠です。

人のホスピタリティ能力はソフト、施設や備品のホスピタリティはハードの面から考えられるものです。

*27*

# たんぽぽや人に踏まれて
# 笑ひ顔（道歌）

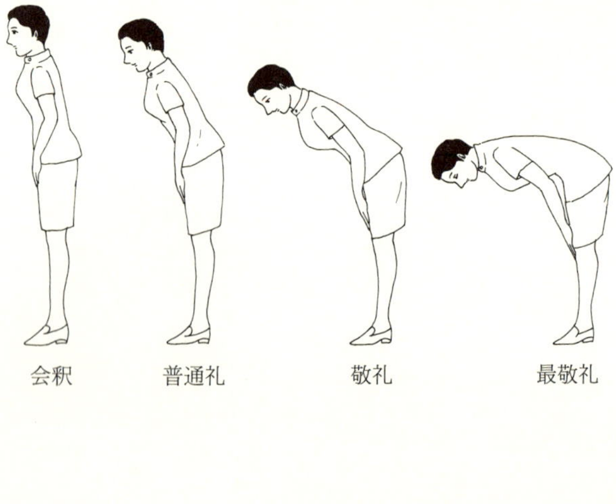

# お辞儀のマナー

## お辞儀は世界のマナー

日常生活でお辞儀の動作をしない日やみない日はないといってもよいのではないでしょうか。出会いや送迎の挨拶にお辞儀は活用されています。しかし、美しい所作《しょさ》としてのお辞儀が身についている人はそう多いとはいえないようです。

「マナーは行動の教養である」（小笠原清信）といわれますが、お辞儀は人の文化行動のひとつです。年齢・性・職位・立場などが異なる職場で、お辞儀のマナーは必須です。お辞儀は、対人行動としてや配慮する態度表現として用いられるものです。正しい姿勢で実行されるお辞儀にその人のこころ映えをみる人もいます。

お辞儀のしかたについては諸説がありますが、私は茶道の作法にみる真《しん》（45度：丁寧なお辞儀）・行《ぎょう》（30度：普通のお辞儀）・草《そう》（15度：軽いお辞儀）を提案します。最敬礼として90度腰を折る形もあります。手は自然に体にそわせます。指は、親指と小指を意識するとそろいます。

角度によらず、頭を下げたときに息を吐くのがコツです。すると、態度が落ち着いてみえます。胸を張った状態（肩甲骨を背中の中央に寄せる気持ち）で、腰を伸ばしたまま折ると伸びやかなお辞儀となります。

### 美しいお辞儀のしかた

基本は、①姿勢を正し ②相手の全体像を視野に入れ③丁寧に頭を下げ（腰を折り）④もとの位置まで頭をあげる（姿勢を正す）です。にこやかで友好的な態度が望ましいことはいうまでもありません。両肩の上に正しく首がすわっている形をくずさないでお辞儀ができるまで練習しましょう。

お辞儀のさいには、「止《と》めの作法」に留意します。止めの作法とは、身体をしばし静止することです。屈《くっ》体《たい》（前傾姿勢）したさいに息を吐き、身体を元の位置にもどすさいは息を吸いながら腰を伸ばしていきます。正しい姿勢にもどったところで息を吐くと肩の力が抜け、つぎに発することばが安定します。普段から口を軽く閉じ、舌を口蓋につけ鼻で呼吸する習慣を身につけておくと引き締まった表情となります。

お辞儀をしながら発声する姿はよくみかけるものですが、それですと、挨拶の対象は床になってしまいます。まず相手の顔をみて挨拶ことばを発し、態度は後とします。相手の目をみてことばを伝えお辞儀の動作に移行すると、丁寧で落ち着いた印象を与えることができます。自信や風格を感じさせるお辞儀となると、一朝一夕には身につかないものです。

まず、相手に正対して一礼することからはじめましょう。

院内で人と行き交うさいは、目礼や会釈をします。「失礼します」「お先に」など、声をだしてもよいでしょう。急いでいるときや込み合っているときは、体を端によけ目礼して過ぎます。

死者に頭《こうべ》を垂れる姿は哀悼の意を表するにふさわしい態度として認知されています。最敬礼を示す人も少なくありません。一礼にこころを込めます。なんども頭を下げる行為が丁寧とはいえません。

自分のお辞儀が相手をわずらわす結果となることがあるのも承知していたいことのひとつです。屈体の姿勢（前傾姿勢）をお辞儀と区別し、「控えの構え」ということもあります。

*28*

話す必要があるときに話す力を発揮できる能力を養おう。

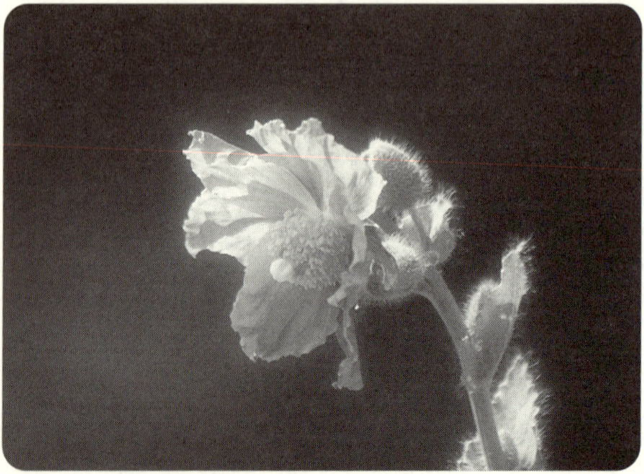

けし

## 緩衝語《かんしようご》の活用

### 配慮のことば遣い

緩衝語（クッションことば）や気遣いを示すことば遣いを活用することで、人間関係に配慮する姿勢を伝えることができます。つぎは、その表現例です。

① 話のきっかけとする呼びかけのさいは、相手の時間や空間に割り込むことに配慮します。
失礼ですが／恐れ入りますが／つかぬことをうかがいますが／恐縮ですが／差し出がましいとは存じますが（以上、前に「まことに」をつけてもよい）／今よろしいでしょうか／もしもし

② 時間的流れに配慮し、明確にするときは「○分に（で・までに）」と具体的な時間を示します。
ただいまうかがいます／すぐにまいります／まもなく順番となりますのでご用意ください／少々お待ちください／いずれお目にかかります／ようやくできました

③ 相手を気にかけ、相手を立てることば遣いからは、丁寧で謙虚な態度が伝わります。
恐縮ですが／お手数ですが／ご足労《そくろう》ですが／足手まといですが／よろしければ／ご都合がよければ／ご負担と存じますが／できま（可能で）したら／おいやでなければ／ご気分がよろしければ

④　なにごとも check & recheck の精神（念入りにする精神。「念には念を」）で行います。
復唱します／確認します／お調べします／見直してご報告します／見て（聞いて）まいります／これでよろしいですか／このようになっています／○○はしていただけましたか）

など。

これらのことばは、豊かな会話の糸口となります。また、仕事のしかたへの信頼につながることば遣いとなります。

職場では、伝達表現としてのことば遣いは簡潔であることが第一ですが、感情がとぼしく無機的な表現はいただけません。配慮することばを多用することで場が和《なご》むことや、相手の気持ちが落ち着くことは経験するところのものです。

待合室で長く待った患者に「どうぞ、つぎの方」というのと、「○○さん、お待たせしました。どうぞ、お入りください」というのでは、どちらが感じがよいでしょうか。こういった点に配慮することを積み重ねていくことが、あなたのホスピタリティを豊かにする道といえるのです。

＊断るさいの緩衝語

① あいにくですが、

② 申し訳ございませんが、

③ 恐れ入りますが、

④ 恐縮ですが、

⑤ あいすみませんが、

＊上記のことばにつづく文章を考えてみましょう。

(例)

① 面会時間は終了しました。

② その日（時間）は予約が入っております。

③ どちらの病室をおさがしですか。

④ お名前の確認をさせていただきます。

⑤ 再度、お立ちよりいただけますでしょうか。

29

人から頼りにされる人になりたい。人に奉仕できる人になりたい。人の幸せを喜ぶ人になりたい。

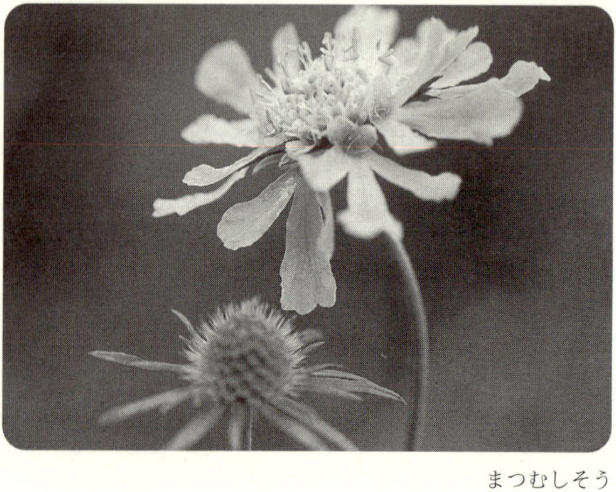

まつむしそう

# センサー（感度）を磨く

## 「やさしさ」の意味

「やさしい」ということばは多くの人が好むことばです。環境問題の観点から「地球にやさしい」、人権問題の観点からは「人にやさしい」などの標語として目にし耳にする機会もふえています。

医療の現場で「人にやさしい」という場合、対象となる人は患者とその関係者となります。しかしてその実態は？ 幾分、疑わしいところがあるとの指摘があります。確かに、「忙しい」を連発し心をなくしているかのような人がいないではありません。「忙」という字は、①することが多く、ひまがない ②心がせかせかする。そわそわする（『漢和辞典第三版』）の意味があり、昂じると「心をなくす」ことが生じます。

現場で働く人びとが心をなくすほどの忙しさに追われているとすれば、現場の勤務体制やシステムなどについてつっこんだ議論が必要です。人ばかりを責められない点が数多くあることも無視できません。そのうえで、「忙殺、多忙、繁忙、奔忙」といった状態に振り回されない落ち着いた時間の使い方や応対のしかたを工夫したいものです。

### 応対の極意

応対の極意は、「私はあなただけに全神経を集中させています」というものです。患者は、「あなたの場合は……」といって個別に自分に向けてはっきりと対応してくれる態度を望んでいるといえます。

大方の患者のセンサーは研《と》ぎ澄まされています。おざなりな対応か真剣な態度かを見分けることにかなりの精力をついやしているといってもよいほどです。医師や看護婦（士）は病気で失業や健康上の不安をかかえる患者の拠り所ともなる立場の人びとです。人体に丸ごとかかわる行為に関与する人びとは、患者に対する、いやそれ以前に人間に対するセンサーを磨く必要があります。

よくいわれることに、医療看護・病院関係者は病気に対するセンサーや興味・関心の態度は磨いても病人に対するそれらは鈍いというものがあります。部分(専門) をみて全体をみないという指摘も、けっしてなくなってはいません。

これらは、よくよく考えてみる必要がある事柄ではないでしょうか。

＊患者と誠実に向き合うマナー

親切・丁寧・明朗・迅速・確実・公平が基本です。

「さしすせそ」の態度

① さ：さわやかな表情→笑顔で応対する

② し：しっかりとした落ち着いた態度→アイ・コンタクトを忘れない（eye-to-eye contact：眼と眼の接触。注目の作法）

③ す：スマートな立ち居ふるまい→丁寧で公平かつ冷静沈着な態度で接する

④ せ：清潔な服装•化粧→身だしなみを整える

⑤ そ：聡明なことば遣い→相手に敬意を払う（ことばの身だしなみ）

30

だれにもあるもの、それが父であり母である。

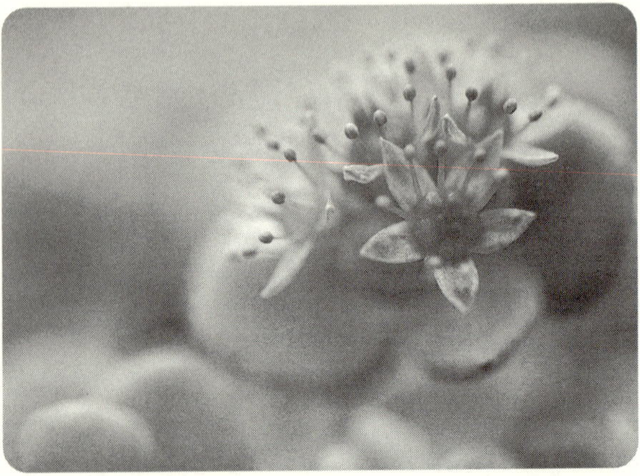

べんけいそう

# 啐啄《そつたく》同時

## 啐啄

「啐啄」は、雛《ひな》がまさにかえろうとして卵の内側からたたくのを啐、親鳥がそれを助けようと外側からつつくことを啄とし、行動の呼吸があうさまをいいます。転じて、「禅宗で、今まさに悟りを得ようとしている弟子と、それを導く師家《しけ》の教えが絶妙に呼応すること」(『日本語大辞典』)の意味があります。

究極のマナーとはどのようなものなのでしょうか。私たちが他者に提示する行為が「人・時・場面」を違《たが》えずに行われた結果、行為を媒介としてなにかが響き合う姿を実現することが考えられます。「息のあった」こころの通い合いはそのとき生まれます。

日本は、明治期に「和魂洋才」の看板を掲げて西欧の文化や技術、文物の導入に躍起となり、その有効性は今日、十二分に証明されたといえるでしょう。なかでも、「洋才」は本家を凌駕《りようが》するものさえあります。では、「和魂」は?

## 日本人の美徳

日本人の美徳としてつつましさや勤勉、礼儀正しさ、忍耐強さなどを発見し愛でたのは、日本にきた外国人たちでした。ラフカディオ・ハーン(小泉八雲。

1850〜1904）やフェノロサ（1853〜1908）、モース（1838〜1935）らによって感得されたこれらの美徳は、狭い国土で多くの人口を有する日本人が長年かかって築き上げ伝承してきた生活文化や文化行動であり、日本人の知恵というべきものでした。

他者配慮の精神は、ことば遣いやふるまいのそこここにみられ、人びとは「人に迷惑をかけない」「お天道様《てんとさま》に恥じない生き方をする」「うそをつくな（うそはどろぼうのはじまり）」といった生活訓をごく自然に口にするなど、自律や自省の態度がありました。

機械文明の発達した今日、こういった生活文化としての礼儀や作法は時代遅れといわれるのでしょうか。いいえ、そうではなくますます必要とされています。実際には、人にぶつかってもあやまらない、それどころか因縁をつけ暴力に訴える人のニュースが流れない日はないという体《てい》たらくです。

江戸時代、江戸の人びとは商人を中心に行動美学を練り上げました。江戸しぐさといわれるものです。それらは、無用の衝突を避ける意図で考案されたり、生き方の心意気を示すものだったりしました。たとえば、雨の日に傘をさして行き交うさいには、互いに傘をかしげ相手にしずくがかからない配慮をするなどです。さりげない親切のなかに、江戸人の生活者としての美学がしのばれます。

現代人が歴史に学ぶことは決して少なくありません。

☆

＊病院で息のあった動作が求められる場面とはどんな場合か、考えてみましょう。

「阿吽《あうん》の呼吸」ということばがありますが、これは、二人以上でひとつのことをやり遂げるときに気持ちの一致する微妙なタイミングをいいます。「阿」は開口音、「吽」は閉口音を意味し、吐く息と吸う息という意味もあります。息、すなわち呼吸をあわせることによって、その場に集中の気運が盛り上がります。

31

# 生涯青春の心意気（吹野安）

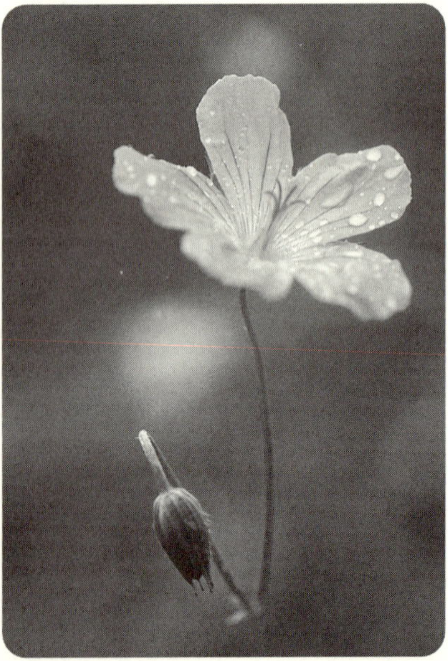

ふうろそう

# サービスのあり方

## 航空会社のサービス・マインド

私が「ホスピタリティ」ということばを知ったのは、航空会社に勤務した経験にさかのぼります。訓練では、機内で乗客を歓待する行為として適切な言語・非言語表現、サービスの質を高め乗客の要望に満足を与えることを徹底して追求する姿勢、また障害者や年配者、病人、妊婦、子どもを連れた乗客への気配りとその具体的行動について学びました。

ほかに、航空機、英語会話、地理、歴史、異文化理解、出入国管理、ファースト・エイド（救急看護）、機内アナウンス、飲食サービス、接客・誘導のしかたは無論のこと、豊かな人間形成や国際化時代を視野に入れた訓練プログラムには、茶道、華道、着付、テーブル・マナーなど多彩な教育・訓練が用意されていました。そうそう、歩き方や化粧法も必修でした。

顧客に好感を与え、信頼されることを第一とする客室乗務員には保安要員としての任務もあります。航空会社は、安全性・快適性・定時性を常に追求しています。乗務員にも、その遂行をになう一員としての自覚が求められています。

乗客に「ジュースがほしい」と依頼されて、「かしこまりました」といってさがるのは初級レベルの乗務員。あわせて、「ほかになにかご用はございますか」と聞くのは中級レベルの乗務員。以上の確認をしたうえで、周囲の乗客にも配慮して「なにかご用はございますか」と聞くのが上級レベルの乗務員の態度といえます。

### サービスの四系統

清水茂氏の分類によると、サービスは次の四系統に分けられます。

① 第一の系統（精神的サービス）
　精神的あり方としてのサービス

② 第二の系統（態度的サービス）
　態度（表現、動作、身だしなみ）によるサービス

③ 第三の系統（機能的・業務的サービス）
　仕事、業務によるサービス

④ 第四の系統（犠牲的サービス）
　料金等の無料、割引のような企業の犠牲的行為としてのサービス

ホスピタリティは、特に第一と第二、第三の局面で求められています。サービスはサービス料として提示することができますが、ホスピタリティ・スピリットに基づくホスピタリティの実行は値段がつけられないものと考えられます。

## ＊公平なサービス

ホスピタリティ産業（宿泊・飲食・社交クラブ等、飲食サービスを共通の事業内容とする。狭義にはレストラン、ホテルなど。広義には病院も入る）の基本は、すべての人びとが平等にその提供するサービスを受けることができるというものです。サービスを提供する側の論理が優先することなく、しかも受ける側だけでなく関わった側も満足や喜びを得、誇らしさを感じる。これこそがホスピタリティの豊かさを証明するものではないでしょうか。

航空会社では、3S（Smile, Smartness, Sincerity）を重要なサービスとみなしています。「smile は万国共通のパスポート」といわれますが、こころからの笑顔がもたらす波及効果は絶大なるものがあります。

また、smartness は知的活動能力の高さを示すものです。ほかに speed をあげることもできます。行動が迅速であるということは、経済的見地からも無駄を省くことであり、なにより相手を待たせません。

そして、sincerity は人間同士の関係構築の価値を高める誠意のことです。他者理解には相手の真意を正しく理解することが肝要となります。

*32*

# 自心を清浄に。

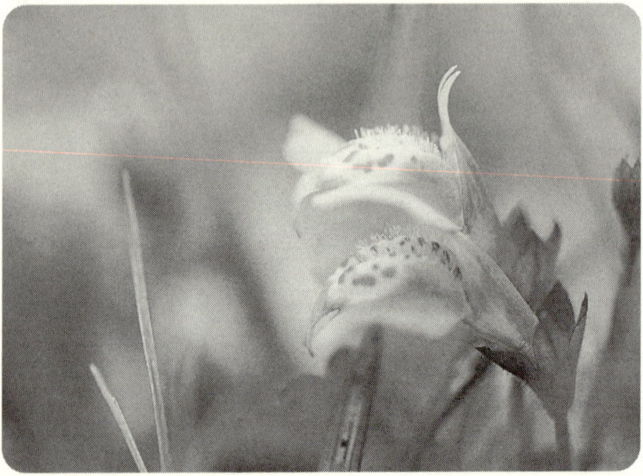

むらさきごけ

# 気持ちのよい職場

## 同僚との会話

人前で同僚や関係者と会話するさいには、ことば遣いや内容、態度について意識する必要があります。節度ある態度で会話する様子は、職場の雰囲気や質を高めることに貢献し、それを見聞きする人たちの好感を呼びます。

サービス業にたずさわる人びとに、そういった配慮は特に求められているものです。国語表現力の豊かさや美しさ、適切さは、顧客満足に必須の技能であり心掛けるべき事柄となります。

航空会社の客室乗務員の業務からみてみましょう。飲物サービスのさい、乗客に向かって「お客さま、お飲み物はなににいたしましょう」と丁寧でにこやかに聞くフライト・アテンダント（スチュワーデス）が、同じく乗客の前でいっしょにサービスする後輩に「聞いたでしょ。こちらオレンジ・ジュースですって。用意して」と指示したとしたらどうでしょう。乗客は耳を疑い、この航空会社のサービスに信用をおく気にはとうていならないでしょう。

同僚同士の会話がうるわしくなごやかな職場は、そこでの仕事ぶりに期待がもてます。先の事例では、後輩に「こちらのお客さまに、オレンジ・ジュースをお願いします（ご用意して差し上げてください）」などということでサービスの質が高まります。

### 同僚との関係

仕事に一所懸命取り組んでいても初任者であったり、着任したばかりで不慣れな部署であったりすると「あなたのせいで士気がさがる」「仕事もできないくせに」などといわれかねません。同僚とギクシャクしたりしてそれが昂じると、自分に自信がもてなくなったり、また、仕事ぶりへの同僚の評価を気にするあまり、職場放棄を考える人もでてきます。

その結果、職場の定着率が下がることなども考えられます。すると、人の出入りが頻繁に起こることによる職場内ストレスが生じ、同僚や患者との人間関係も落ち着いたものなどとうてい望めなくなります。職場の雰囲気には、同僚との人間関係が良好か劣化しているかといったことが色濃くにじむものです。

病気をかかえる人たちは、自分のことで精一杯という人がほとんどではないでしょうか。患者は自己を取り巻く環境に敏感になっています。患者が神経を磨《す》り減らす事態を招くことのないよう、病院で働く人びとは配慮したいものです。

## ＊自己管理の重要性

仕事を遂行するうえで、自己の心身の管理能力が問われます。自分自身の健康を損《そこ》ねるようなことや要因は、極力、排除していきましょう。同僚とのよき人間関係の構築も欠かせません。よき理解者や助言者を得ることはもちろん、普段から自己の資質を前向きに形成する努力をおこたらないようにしたいものです。

人間性は知らず識らず仕事に反映されるものであり、他者に自分を映す鏡をみることもしばしばです。患者の満足が自分たちの満足につながる喜びとなってあふれる職場こそ、患者にとってもそこで働く人びとにとっても素晴らしい環境を提供していることになるのではないでしょうか。

## 長寿の祝い（賀）

1．還暦《かんれき》：干支《えと》（十二支《じゅうにし》）が60年たつと一回りして、元にかえるところから、数え年の61歳をいう。

2．古稀《こき》：唐代の杜甫《とほ》（詩聖と呼ばれた。712〜770）が「人生七十古来稀なり」と歌ったことからでた語で70歳をいう。古希とも書く。

3．喜寿《きじゅ》：「喜」の字の草体「㐂」が七十七と分解できるところから、数え年の77歳をいう。

4．米寿《べいじゅ》：「米」の字が八十八と分解できるところから、数え年の88歳をいう。

5．卒寿《そつじゅ》：「卒」の略体の「卆」が「九十」と分解できるところから、数え年の90歳をいう。

6．白寿《はくじゅ》：百の字から一をとると白になるので99歳の祝いをいう。

# 4 章

# ハートフル・ケアへのみち

33

「かわいい」「すてき」「だいすき」っていってあげよう。

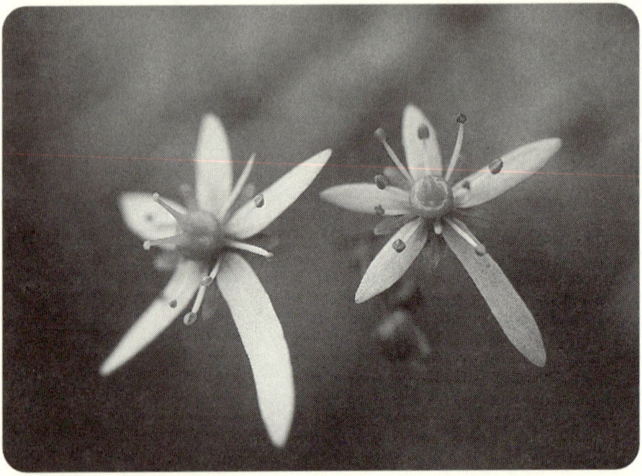

だいもんじそう

# ホスピタリティと歓待表現

## 病院での歓待表現

病院では、患者やその関係者に対し、どのような態度が求められているのでしょうか。歓待表現として、つぎの事柄があげられます。

① 親切に相談にのる。

② 適切な情報を提供する。

③ 快適な空間を提供する。

④ 丁寧に接する（診察する。看護する。面談する）。

⑤ 守秘義務を厳守する。

⑥ 不要な治療をしない。

⑦ 患者に不必要にかかわらない。

⑧ 患者の希望を可能な限り尊重する。

⑨ 相手の身になって考える。

⑩ ハード（施設、設備）とソフト（人的働き）の融合と整合性を高める。

病院はすべてにわたって安全に配慮することが前提です。人間関係は互いに恭敬と和親の態度をもって接することが理想ですが、患者のおかれている状況から患者にそれを望むのは無理なこともあります。逆に、医療看護従事者の側の不摂生や不勉強などから態度不良の事態を招くこともあります。人間形成と自己管理への認識が欠かせないゆえんです。

職場環境を高めることは個人の能力を高めることに連動し、またその逆の効果も見込まなくてはならないと考えられます。同僚同士が切磋琢磨する姿は清々しく適度な緊張をもたらし、患者が治療と取り組む意欲を高める効果が期待されます。

### 対決のホスピタリティ

日本の伝統・総合文化であり、「もてなしの美学」をもつ茶道を例にとってみましょう。堀内宗心氏（堀内家長生庵十二代庵主）は、茶を「人と人との対決」と位置づけ、わび茶の三原則として「道具の飾りつけ」「礼儀正しさ」「茶人としての自覚」をあげています。対決とは、茶席の命題に対して人同士（主客、連客同士）が真摯に向き合うことであり、そこには道具（環境の充実）、礼儀正しさ（行動美学と実践）、自覚（心構えや精神性）が大切であると指摘しています。〔（　）は筆者〕

これを医療・看護・介護の世界に当てはめてみてみましょう。病院での対決とは、医師や看護婦、またはそのチーム、あるいは院内のあらゆる部署の人たちが協力し合い、患者のかかえる心身の諸問題を正しく把握し、その回復・治癒を目指して互いの能力を傾ける姿勢とその取り組みを指すことと理解できます。患者みずから病気と向き合うことや闘うことがうながされます。

茶道では、対決の機会は常に「一期一会《いちごいちえ》」の精神で取り組むべきものとされています。

## ホスピタリティとその精神を生かす医療看護

人間らしい生き方を拒否する人はいないのではないでしょうか。死がおとずれる瞬間まで「生の充実」を希求しているのが人間ではないでしょうか。物言わぬ人や声なき声の存在から真実の声を聞き取るのが、ホスピタリティの理念を生かすことに通じます。

相手の身になって考え、そして行動することがホスピタリティであるならば、それはどのようにすることで相手に伝えることができるのでしょうか。具体策を考え提示していくことがホスピタリティの実行者ということができます。

日本人は、他者配慮のしかたとして「かゆいところに手が届く」やり方を工夫してきた実績をもつ国民といえるでしょう。「サービスはただ（無料。当たり前）」という考え方はその側面を表していますが、気配りする人間関係の心地よさを、「ありがとう」のことばとともに自分のなかに取り込みたいものです。

34

服装が決まると、精神を補強してくれるような気がする。

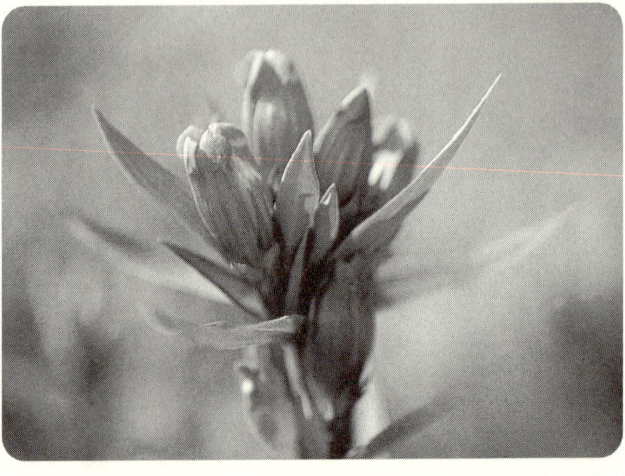

りんどう

# 服装のマナー

## 「白」の意味

着衣文化は人の文化です。着衣ははじめ護身のためでしたが、社会生活や制度が整備されるにつれ、着衣にまつわる習慣や規範が工夫され創造されていきました。服装は嗜好やセンスを表すだけでなく、自己主張であったり身分や財力を示す一面を有する社会現象といえます。

病院での仕事着には、これまで白衣が多く採用されてきました。「白」がもつ意味や象徴はさまざまです。一般的にも知られているのは「純潔、貞節、節制、処女」であり、新約聖書においては、白の衣装はしばしば清純な至福の喜びを意味します。また、『黙示録』には立派な人生に対する報酬としての白い衣が示されています。

白には「(永遠なる) 生命、尊厳、理性、無意識、平和、救済、慈悲」などの意味がみられる一方、「つめたい愛、温かさのない光、死」といった意味を有します。白を着こなすことの難しさはよくいわれるところのものですが、白衣に安心や信頼を見出す一方、恐怖や従順を強いるような印象をもつこともあながち見当はずれとはいえないようです。ほかに、白い動物を神聖視する考え方は各地でみられるものです。

## 身だしなみ

病院での仕事着として白一辺倒ではない服装が模索されていますが、服装の属性（色、デザイン、素材など）によって相手に与える印象が異なることは指摘されるものです。色彩によるもてなしの意味も考えたい事柄となります。病院での仕事着は、清潔度が瞬時に判断でき機能性あふれるデザインがふさわしいといえますが、そこに着衣する人の働く喜びや誇りがにじむことで身だしなみを整えることの意味が完結するのではないでしょうか。

白のもつつめたさが強調されるのではなく、喜びや清浄さ、率直さといった事柄が伝わるためには、それをまとう中身（人間存在）が問われるということを忘れてはならないでしょう。

プロにとって身だしなみを整えることは、戦略的マナーとなります。ロッカーにかかっている制服に自動的に手を伸ばして着替えるといった安易な態度は見直したいものです。鏡で全身をみる習慣をもちましょう。

制服イコール没個性とはいいきれず、患者やその関係者で制服やそれにともなう地位にまどわされない目を養っている人は少なくありません。病院の文化の一部である着衣への関心を高めたいものです。

＊制服で働くことの意味を考えてみましょう。

＊白以外に採用されているピンクや青について、事典（『イメージ・シンボル事典』）にはつぎのようにあります。

ピンク：①肉体を表す ②女らしさあるいはめめしさを表す (a)赤ん坊が女児の場合に着せる服の色 (b)同性愛を示す（去勢された赤色という意味）。ドイツの強制収容所では同性愛者（あるいは処理上同性愛者として扱われた人達）の記章はピンクであった ③肉感性、情緒、歓喜、青春を象徴する ④神秘主義では数字の5と結びつけられて、治療を表す ⑤グノーシス派では、復活を表す

青：①雲のない晴れた空と関連するものを表す。たとえば、永遠性、調和、協力、真実、知の光、勇気、栄光、公平さ、愛など ②超俗、平穏を意味する。心を和らげる色とされ、しばしば鎮静剤の色に使われる。献身、希望など（一部抜粋）

35

与えられた条件の中で時間一杯使って、全力で戦わなければいけない（谷川浩司）

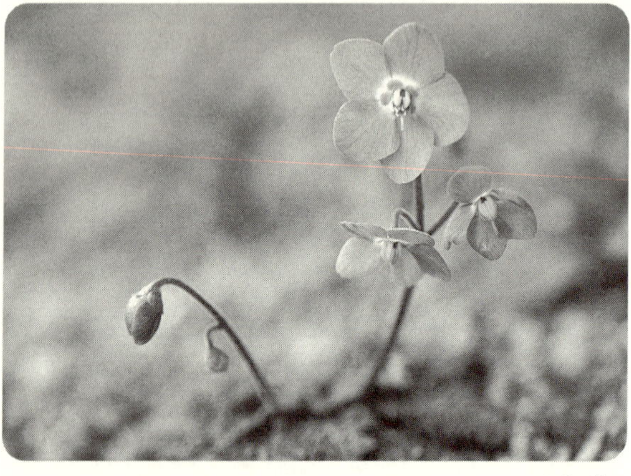

いわたばこ

# ミスは精神力で防げ？

## 基本の徹底

新聞、雑誌、テレビなど各種メディアで、医療・看護・介護関係の記事や報道がふえています。

病院での医療事故やミスは、基本をおろそかにした結果である場合が少なくありません。そこには確認の不徹底や多忙な勤務体制、未熟な技術力が関与しています。

つぎは、大学病院の研修医をとりあげた記事です。「傷の縫い方や十数種類の薬の使い方を教わり、2か月目からアルバイト先の病院で当直をまかされた。病院長からは、『救急患者はみんな受け入れろ。無理だと思ったらすぐほかに回せ』といわれている。

大学病院との往復で体力は限界だ。事故の不安を訴えても、教授は『ミスは精神力で防げ』と叱咤《しった》するだけ。この研修医は『いつ取り返しのつかない事態になるか不安。でも、医局ごとに先輩から引き継ぐアルバイトは断れない。本当はお金より、しっかりした研修を受けたい』と話す。」(『読売新聞』「大学病院を問う研修医②」より抜粋。2001年5月16日付)

ホスピタリティは、行為の対象となる人びとを①迎え入れる ②もてなす ③送り出すという流れのなかで、他者への積極的働きかけの行為として提示されるものです。受け入れ、もてなす対象は客人や病人であり、関係の親疎にかかわらず彼らに満足や安全を提供することです。ホスピタリティ・スピリット（ホスピタリティの精神）が根底にあることがのぞましいことはいうまでもありません。

## ホスピタリティと技術

病院でのホスピタリティは、単に親切な行為をいうのではなく、「いのちにかかわるもてなし」のしかたが問われています。そこでの実践は、基本的な知識や技術、心得の習得を充分にしたうえでスタートさせるべきものとなります。どのような知識が身についているのかいないのか、また技術の習熟度や得意不得意を謙虚に自己認識することによって、真摯な態度で相手や周囲に向かうことができるのではないでしょうか。

「救急処置の研修を受けたことがないため、呼吸確保もうまくできない」（同上）研修医に、「ミスは精神力で防げ」という教授。これらが特殊事情といえないところに患者や家族の不安があります。

一杯の水を求める人に水をわけ、一夜の宿を求める旅人にベッドを提供する行為はホスピタリティですが、それだけでは病院でのホスピタリティを具現化したことにはなりません。ホスピタリティの実行には、こころをともなった精密な技術が必須といえます。

＊ホスピタリティと技術のかかわりを考えてみましょう。

1．五感を用いた身体技術

① 見る：眼差しの威力や魅力に精通し、活用する

② ふれる：接触の威力や魅力に精通し、活用する

③ 語る：話しことばの威力と魅力に精通し、活用する

④ におう：人体が発散するにおいに対する鋭敏さを養う

⑤ 味わう：総合的見地から相手を判断する

⑥ 第六感：全体像を把握し、微妙な状態・状況をも感知・理解する力を養う

2．生活技術

① 折る・包む・畳む

② 絞《しぼ》る・捩《ね》じる

③ 押す・叩く・引く

④ 渡す・運ぶ・受取る

⑤ 貼る・張る・打つ

などの加減を知ることが肝要となります。個別の事情に対応できる技術能力を高めましょう。

*36*

腹立てばこころの鏡のくもること

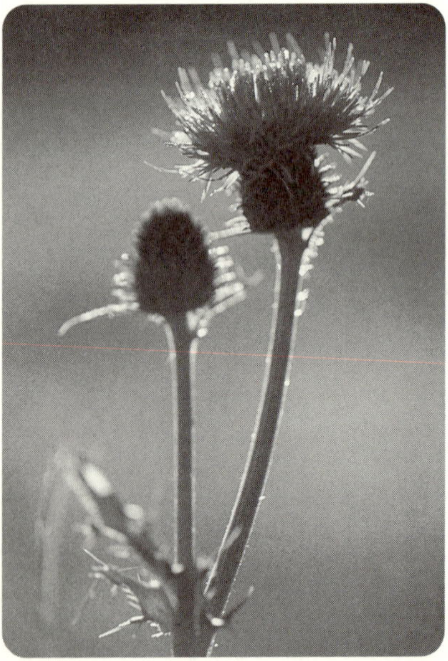

あざみ

# ヒューマン・エラーの撲滅

## 意思疎通の良好な関係を築く

事故の原因が人に起因することを「ヒューマン・エラー」といいます。事例研究（ケース・スタディ）や人材教育が欠かせないゆえんです。

航空機のパイロットは、半年に一度、技術や仕事振りに対する査察を受けます。客室乗務員にも一年に一度のクルー・チェック（勤務評価）があります。人命をあずかっているのですから当然のことですが、病院でも同様のシステムの確立が望まれます。

医師や看護婦、薬剤師は免許取得後も学習がおろそかにできない職種といえます。現場で必要とする最新情報は知識や技能だけでなく、仕事のしかたへの地道な啓蒙も必要です。ヒューマン・エラーを防ぐ、あるいはその拡大を抑えるといった観点から職務能力のチェックや能力維持、向上を喚起する制度の整備が待たれます。

人間には「馴れ」からくる気のゆるみがあることが報告されていますが、新人やヴェテランといった例外はありません。一般企業でも、半年もすれば職場になれてきて遅刻や仕事が散漫になることが報告されています。その頃に再訓練や再教育を行うことは、こういった現象を踏まえています。

## タブーのない職場

職場は、「報告・連絡・相談」など伝達事項の徹底が要求されるところです。日頃から話し方や伝達のしかたを磨く必要があることは、顧客サービスの観点からも、また、職場環境を高める、あるいは危機管理上もうなずけることです。

姿勢として、「ささいなことでも遠慮せずに、また自己判断せずに報告・連絡・相談する」「部署間・同僚間の意思の疎通を緊密に行う」「なにごとも確認し合う」などがあげられます。これらが徹底実行されないがために、きょうも事故や不祥事が起こっています。

しかし、徹底実行にさいしては、職場に意見をいいやすい雰囲気があるかないか、意見を吸い上げるシステムが存在かつ機能しているかなどが関係してきます。ことばにだして表現することは、職場のホスピタリティに重要な意味が加味されるものです。

どのような職場であれ、職位に基づく上下関係に意見や提言が左右される部分があることは否定できないでしょうが、ミスを回避するためにはタブーを作らない姿勢が肝要です。

つぎは、薬剤師が積極的に医師にかかわった結果、医療ミスを回避した例です。

「横浜市泉区の国際親善総合病院の薬剤師は、医師からの処方箋を見て『おかしい』と思った。抗がん剤の一種である〝シスプラチン〟が、通常の十倍近い用量で指定されていたのだ。薬剤師の問い合わせに、医師は、間違いないとしつつ丁寧に答えた。だが、〝CPA〟と記された薬剤は〝シクロホスファミド〟という別の抗がん剤の略語であり、再三の問い合わせに処方医もミスに気づいた。患者は薬剤投与による緊急事態を免れた」(『読売新聞』「医療ルネッサンス通算2628回」を要約。2001年6月13日)。

この病院は、その後、抗がん剤使用のすべてを「登録制」に切り替えました。同じ間違いを避けるためにも、エラーに気づいた後の対処が問われます。

☆

＊ヒューマン・エラーをなくすには

① 声にだして確認する。
② 数量は必ず現物と照合し、確認する。
③ ダブル・チェックを心掛ける(複数担当体制)。
④ 「あとで」は禁句。
⑤ 必ず報告する。
⑥ 記録をおこたらない(日時、記録者などの記入を忘れない)。
⑦ 説明義務を果たす。
⑧ 思い込みを排除する。
⑨ 最新情報の収集をおこたらない。
⑩ 疑問を疑問のまま放置しない。

37

こころやからだがつかれたときは、やさしくふれてほしいと思う。

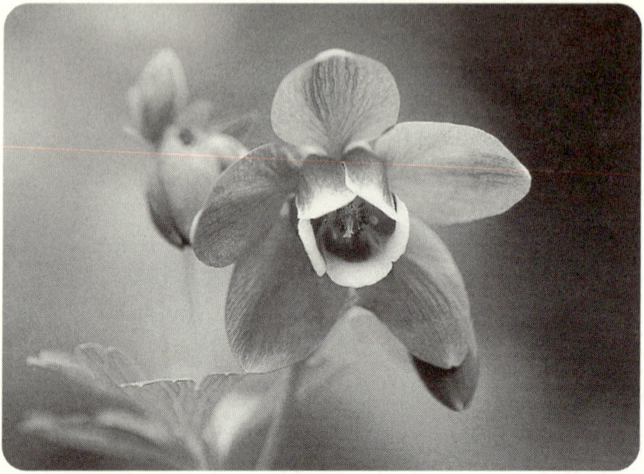

おだまき

## 質問への気配り

### 気配りのすすめ

診察室以外の場所で受ける患者、あるいはその家族からの質問に対しては、また別な配慮が必要となります。周囲に人がいる場合、「それでは、こちらへどうぞ」と適当な場所に案内したうえで対応したり、「ここでうかがってお返事できることですか」などといった一言があると、患者（やその家族）は緊張がほぐれ、質問しようとする相手に信頼や安心感をいだきます。

しかし、関係者のなかにはこういった他者配慮の態度に欠け、無関係な第三者がいるところでもおかまいなしに症状や結果を話す姿があります。患者やその家族はいそがしい主治医や関係者をつかまえることに必死で、場所や時間を選ぶことまで頭がまわらないことがあります。病院は、そこで働く人にとっては勝手知った場所ですが、そうでない人にとっては質問する場所や時間への理解が十分ではないと考えるのが妥当です。

### プロとしての応対能力

患者やその家族は、主治医や看護婦・看護士をはじめとする病院の関係者と気兼ねなく質問できる人間関係を築くことを希望しています。病気の種類や症状によっては、時間をかけて築くことのできる関係と一回一回をその機会としなければならない場合があります。プロ（その道の専門家）は、いついかなるときや関係のもとでも、自分を必要とする人に対して適切な対応が求められていると自覚したいものです。

自分のすべてを患者とその家族の都合にあわせることは無理な場合もあります。そんなときは、①対応の可否を示す ②無理な場合はその事情を話す ③他の方法を指示するなどの態度表明をすばやく行い、相手の理解を得ます。要点をおさえて簡潔に話す訓練が必要な理由は、こんな点にもあります。

応対技術のなかには、相手の希望や要求をできるだけかなえる姿勢を示すことや、なにもかも相手の希望にそうことはできないことを示すなどがあります。相手の要求を受け入れる場合は満足を与えますが、断る場合は不満や不平をまねく事態が予想されます。どちらにしても態度表明に迷いは禁物です。

ホスピタリティは他者への思いやりを示す行為ではありますが、それは相手の言いなりになることではありません。断るにせよ回答を引き延ばすにせよ、そこにほんの少しでも配慮を示す習慣を普段から涵養することで相手の受け止め方や印象は異なります。

＊質問の主旨を瞬時に理解し、適切な対応ができるようにするためには、つぎのことに留意しましょう。

① 院内各部署の配置を理解している——適切な場所が指示できる

② 質問者（患者やその関係者）について把握している——自分のことばに責任がもてる

③ 時間管理をしている——適切に対応時間の管理ができる

38

頭で考えているだけでは足りない。行動しましょう。

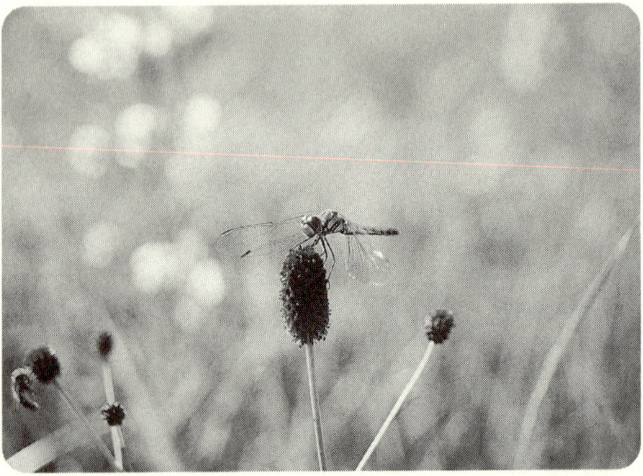

われもこう

# 接客マナー

## 受付応対

昼下がり、ある病院の玄関にタクシーで乗りつけた人がいます。具合が悪くなって病院に駆け込んできた様子です。ホテルのコンシェルジェ（concierge：接客係）ともいえる受付担当の看護婦が「ここは予約か紹介状がある人しか受付けない」と断っています。この病院のシステム上、飛び込みの患者は受付けてもらえないと知って、押し問答することもなくその人はまたタクシーで去っていきました。

聞いていると、担当者は会話の冒頭に「あいにくですが」「まことに恐れ入りますが」ということばもなく、「ここは予約か紹介状がある人しか受付けない病院です」と発しています。それを聞いて帰ろうとする人に、「お気の毒ですが」「折角いらしたのに申し訳ございません」「お役に立てずお許しください」ということもありませんでした。

病院にきた人が戸惑わないよう、また、疑問や質問がある人に対応するべくヴェテランの看護婦などを配した受付を設けたのはよいのですが、充分な対応能力を育成していないところもあります。この受付担当には、近所の医院を紹介したり、応対の客（患者）には必ず満足を与えるという姿勢が欠けています。

## 初心忘るべからず

診察室では、「頭が痛くて…」といえば「じゃ、頭痛薬」と答え、「喉と鼻が苦しい…」には「消炎の薬ね」と答えておわりの医師がいます。また、「熱もあるのですが」といえば「じゃあ、熱さましも入れときます」といって、患者の目をみることなしに「つぎの方、お入り下さい」と切り上げられてしまう…。そんな経験をしている患者は少なくないようです。

患者数をこなしているとしか思えない待遇に、不信感をつのらせる患者もいます。頼りにしたいと思う気持ちがなえてあきらめにかわると、医師や看護婦になにをいってもどうせ聞いてもらえないということになります。

仕事では、常に相手の立場に立って取り組む姿勢を具体的に示す必要があります。自分の仕事を選択したときいだいた初心はなんですか。一番恐いのは「狎《な》れ」や「惰性」です。「狎れ」は出会いに新鮮味を失うことであり、惰性はおざなりな態度や安易で真剣味を欠いた態度となって、その結果、見落としをうみ、簡単な失敗から取り返しのつかない失敗まで医療看護事故のもとになります。

受付や診察室のソフト面での充実（人間的対応のしかたや技術）が問われています。

＊本文中のタクシーで駆けつけた患者への対応を考えてみましょう。

　広義には病院もホスピタル産業のひとつとされています。ホスピタル産業が追求するCS（Customer Satisfaction：顧客満足）は病院の課題として考えたいものです。

*39*

「遠慮しないであまえていいのですよ」っていえますか。

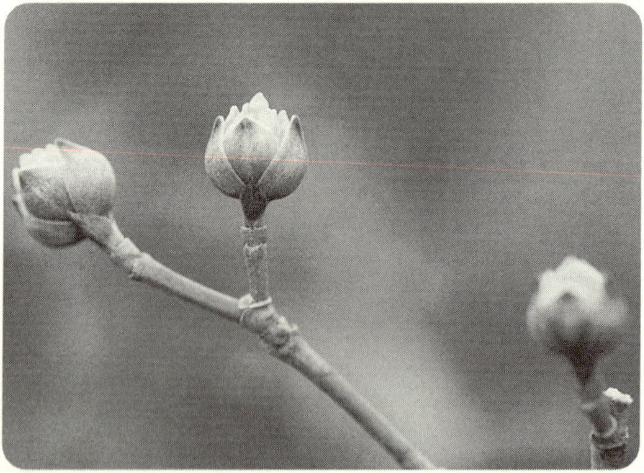

さんしゅゆ

# 患者と向き合う

## 病院のサービス

一生のうち、一度も病院にかかったことがないという人はまれでしょう。逆にいえば、病院はだれにとっても避けてとおることができない場所なのです。病院で働く人びとは出産から死にいたるまで人の一生になんらかの形でかかわっており、ある意味で特異な状況下で仕事をしていると考えられます。さまざまな症例をあつかう場所であるだけに、病院のサービスや関係者のふるまいが注目されます。

病院で働く人びとに、「○○としての誇りをもち、プロとしての機能、重責をはたしなさい」との注文は絶えることがありません。

## 患者と向き合う

大学病院などで3時間待った挙げ句3分間の診療だったという話はよく聞くものです。そもそも病気の軽重にかかわらず大規模病院に行くことが問題と指摘されますが、医師は患者に信頼される努力を放棄してよいものではないでしょう。話をきちんと聴く姿勢はその第一歩となるものです。

患者の目をみずにカルテだけに向かっている医師に患者の目は厳しく、そしてこころ寂しく感じています。

けっして患者の顔を見ようとしない医師の態度に、患者側は頼りにしたいと思う気持ちがなえてしまうこともしばしばです。ストレスもあって風邪が長引いていた患者は、早く風邪を治したい真剣な気持ちを受け止めてもらえず逆にイライラ感がつのったといいます。

仕事は常に新鮮な気持ちで取り組みたいものです。それを示すのが、患者の目を見て話すことであり、正《せい》対《たい》の姿勢で向き合う姿です。

職場での仕事のしかたに、個々人の人柄は少なからず反映されています。行動や感じ方のパターン（型）からEQ（Emotional Quotient：こころの知能指数）がみられています。IQ（Intelligence Quotient：知能指数）が高いといわれる人びとが働く職場が、すなわち仕事の質が高く人びとに喜ばれる職場とは限りません。患者と真剣に向き合う姿勢をもったEQの豊かな人びとこそ、患者やその関係者が安心してこころを開くプロといえるのです。

＊正対のマナーを身につけましょう。
　そのさい、
　①　常に新鮮な気持ちで向き合う
　②　姿勢を正して向き合う
ことを心掛けましょう。
　今日に伝えられてきたマナーや作法は、形だけのものとしてあるのではありません。マナーには、相手に信頼感をいだかせる力があります。不躾《ぶしつけ》であったり無作法な人は、遠ざけられたり信用をおかれないこともあります。

40

耳元で親身な声でささやかれるっていいよね。

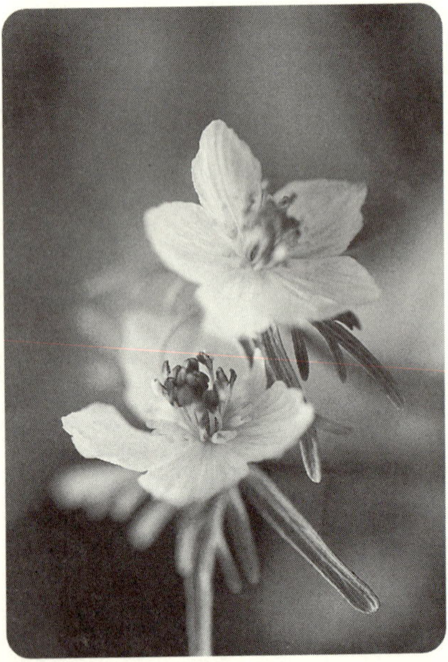

せつぶんそう

## 患者も人間です

### 専門職の落とし穴

専門職に専門用語はつきものです。病気やその治療および処方について相手にわかりやすく説明する義務(インフォームド・コンセント)については、医療看護側と患者およびその家族にも認識が定着してきています。

むずかしいことばをわかりやすく説明する能力は、普段から心掛けて磨いていないとそれを必要とする場面で適切に用いることはできません。そこには親切心や相手の身になって行う態度の形成が肝要となります。「マナーや礼の実行は相手の身になって」といいますが、それにはマナーや作法の働きのもととなる精神の発露が問われます。自分の都合で親切にしたり、あるいはしたくないというのでは、真のマナー実行者ということはできません。

儒教の祖といわれる孔子《こうし》の弟子に伯牛《はくぎゅう》という人がいます。伯牛は孔子より7歳年下で、徳行《とくこう》の人といわれた人物です。その彼が悪性の疾《やまい》に罹《かか》ってしまいました。病気はハンセン病であったといいます。伯牛は見舞いにきた孔子に恥じてどうしても顔をみせようとしません。そこで、孔子は窓ごしに彼の手を執《と》り、詠嘆しています。

「伯牛《はくぎゅう》疾有《やまいあ》り。子之《しこれ》を問《と》ふ。牖《まど》より其《そ》の手《て》を執《と》り、曰《い》

はく、之《こ》れ亡《な》からん。命《めい》なるかな。斯《こ》の人《ひと》にして斯《こ》の疾《やまい》有《あ》るや、斯《こ》の人《ひと》にして、斯《こ》の疾《やまい》有《あ》るや、と」（雍也《ようや》6）

愛弟子の状態が重篤となったとき、孔子は彼を見舞い、ひたすら彼の身になって嘆いています。

「もう助からないのか。これも天命なのか。これほどの人物が、こんな病気に侵されようとは。これほどの人物が、こんな病気に侵されようとは と」（吹野安・石本道明『孔子全書 3 論語(3)』 明徳出版社 平成12年 p. 118）

### 心からの共感

愛するものが病気になっても、また、事故に遭《あ》って起き上がれない状態になってもだれもそれを代わってやることはできません。「かわいそうに」「苦しいでしょう」といって涙を流しても、本当の痛みや苦しみはわかってやれないのかもしれません。

しかし孔子の態度にみるように、何千年の昔から、人は自分以外の人の身の上に起きたことに思いを馳せ、あるときは嘆き悲しみ、またあるときは手を握りしめて励ます態度があります。

疾は人を選びません。疾と人のありようとは無関係です。私たちは疾を憎み嘆きますが、それにとどまることなく疾と闘い症状の改善を目指して、あきらめずこれと取り組んでいます。横たわって目を閉じている人にも、わが身を恥じている人にも、きらめく魂を感じることが情ある人としての姿ではないでしょうか。

☆

＊病気になると、人によってはわがままになったり、ひがんだり、すねたりといった態度をとる人もいます。つぎのような患者にはどのように接すればいいのでしょうか。

① 病気に立ち向かう気構えがない患者
② 悲劇の主人公になっている患者
③ 自分の病気を直視できない患者
④ なにをしても感謝することのない患者
⑤ 無感動で意思を明確にしない患者
⑥ 疑心暗鬼になっている患者
⑦ すべてに不平不満をいいたてる患者
⑧ なにごとも金で解決できると思っている患者
⑨ 指示に従わない患者
⑩ あら探しをする患者

さまざまな人や場面を経験するにつけ、人間形成をはかることの意義や自己管理の重要性を痛感することになります。それこそが挑戦のしがいのあることではないでしょうか。

41

「やめてください」といえる
勇気をもとう。

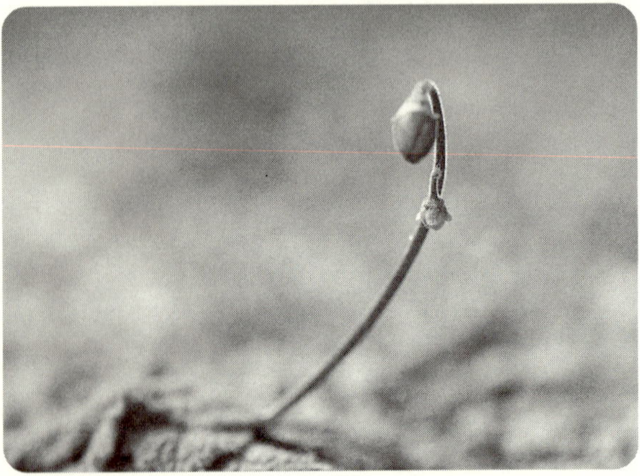

いわたばこ

# セクシュアル・ハラスメント

## セクハラは人権問題

道路を歩いていて車に接触しそうになった瞬間、腕をつかんで引っ張ってくれた人がいます。見知らぬ人であっても、腕をつかんだその行為をセクハラといいたてる人はいないでしょう。

セクシュアル・ハラスメントは、1989年に流行語大賞をとったことばです。流行語といえども消えていくことばもあるなか、セクシュアル・ハラスメントは「セクハラ」として一般に浸透し定着したといえます。

行為の意図はともかく、相手にとってその行為が不快と感じられた場合、セクハラとなります。「セクハラ」が冗談の種とされるぶんにはだれにも被害はありませんが、どこであれだれに対してであれ軽々しい態度を控えることは社会人の常識であり良識です。

なかには過剰反応としか思えないような態度があることも報告されています。セクハラへの取り組みは、セクハラと感じる意識を見下したり過剰と切って捨てることはできないと心得るところからはじまります。

## 表現行為への配慮

病院では、「胸をみせてください」「下着をとってください」「おしりをこちらに（向けてください）」などといってもそれをセクハラと感じたりいいたてる人はいません。けれども仕事上、日常的に用いる指示用語のなかには、相手の不快感や羞恥心を刺激することばや場合がないとはいえません。それだけに、衣服の着脱や体位に関する言い方や視線の動向、表情などの表現行為に注意する必要があります。

にこやかに質問を発したり答えることは、一見、問題がないようですが、相手がそれをにやにやとした意味ありげな表情と受け止めたらセクハラと断じられてもしかたないのです。過剰反応だと非難する前に、自分の表情・表現技術を磨くことが先決です。司法では「疑わしきは罰せず」が原則ですが、セクハラは「疑わしきは罰せられる」との認識が必要です。

たいていの患者は、病院および関係者の指示する事柄に素直にしたがう傾向があるといえるでしょう。不快感を与えて、患者の意志で実行する意欲を損なうことは避けたい事柄のひとつです。

＊病院でのセクシュアル・ハラスメントとして考えられることはなんでしょう。

肌を診る・看る・見るといった行為になれてしまい、相手の尊厳を損なう事態を知らず識らず招くことのないように細心の配慮が必要です。

たとえば、着脱衣に関しては、脱ぐ指示と脱がない指示が明確にされる必要があります。つぎは、ある女優の手記にあったことです。

「小学校低学年のとき、レントゲンを撮ることになった。ひとりで暗い部屋に入った私は、男性技師から着ているものをすべて脱ぐように指示され素直にしたがった。身体にさわられ気持ち悪かったが、それもレントゲンをとるために必要なんだと思った。

大きくなってレントゲンをとる機会がふたたびあったとき、あのときのことを思い出した。私は脱ぐ必要のない下着まで脱がされたのだと」

忘れていた記憶がよみがえり、彼女のこころは深く傷ついたと同時にしばらくやり場のない怒りに震えたといいます。

42

幸いなるかな、障害を受けし者、肉体を克服なし得るところの偉大なる〝魂の力〟を天より与えられている、そがためなり。（中村久子）

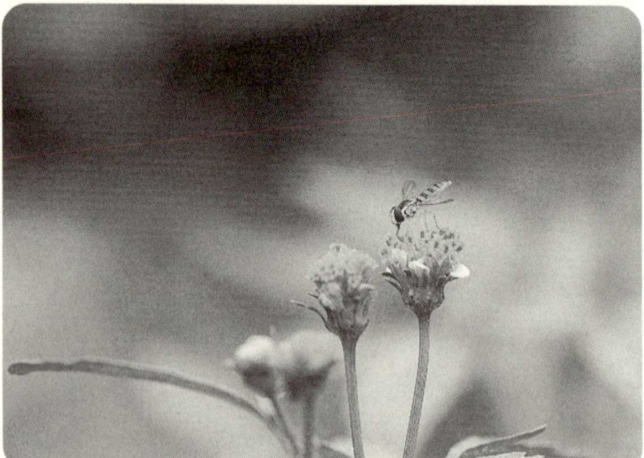

のぼろぎく

# こころないことば遣い

## ことばと態度の落とし穴

病院内での会話は注意が必要です。診察室だけでなくナース・ステーションでも、患者やその家族が医師から病状や治療について説明を受けたりしています。そんなとき、別の専門家らによって無思慮になされる会話が耳に入ってくることがあります。自分たちのことも第三者がいても平気な鈍感な態度で話題にされているのかと、敏感に聞き耳を立てる状況があることを忘れてはならないでしょう。

ある医師が、ナース・ステーションに来て大きな声で「302号室、空いた？」と尋《たず》ねています。「はい。空きました」。すかさず、笑顔で看護婦が返事しました。「302号室？」 隣で別の医師から説明を聞いていたある患者は思わず聞き耳を立ててしまいました。その部屋の患者は数時間前に亡くなったばかりでした。

「302号室は空いたか」という医師の問いは、「302号室の患者は亡くなったか」というものであり、看護婦の答えは「はい。亡くなりましたから、今はその部屋は空いており、今後、いつでも使えます」という意味だったのです。ついさっきまで血が通い呼吸していた人がいたことを忘れたかのような、まさに人間的感情の根幹にかかわるようなやり取りが交わされる様子をみた患者やその家族は、それが自分のことでなくとも医師たちに対する不信感をつのらせるものです。この病院の医師や看護婦は、病気をあつかっても患者を人間としてあつかってはいないのではとの疑念をいだかせることになります。人間軽視の姿勢こそ、もっともにくむべきことです。

### 安易なことば

初産となる女性が近所で評判の産婦人科にかかることにしました。安定期に入っての検診で、聴診器をあてていた主治医がいきなり「あっ、心音が聞こえない」と口走りました。その瞬間、彼女は自分の心臓が止まったような気がしたそうです。思わずうろたえて涙ぐんだ彼女に、「あっ、ちがった。聞こえてる」という医師の気楽な声がつづきました。

そばにいた看護婦が気を使って「なんでもありません。大丈夫ですよ」とすぐにカバーしましたが、彼女が受けたショックは計り知れず、医師への信頼を取り戻すことはなく、その後、病院を変《か》えました。主治医から胎児が幾分小さ目といわれていたこともあって、胎児の成長に不安を感じていたところに「心音が聞こえない」といわれ、不安が一気に増大したのです。

患者は専門家のことばに敏感です。慎重さや配慮の精神をもってことにあたりましょう。

＊「五まま」に注意

① 思ったまま

② 見たまま

③ 感じたまま

④ 聞いたまま

⑤ 触れたまま

を安易にことばにしないように注意します。

ことばはいったん口にだしたあとは、取り返しがつかないものです。患者は、通常とは違う精神状態に陥っていることも多く、それは外からではわからないことも多々あります。慎重な物言いをするように、普段から心掛けましょう。そのためには、呼吸を深く充分にすることが効果的です。

43

自分を育てることは、自分の
こころを育てること。

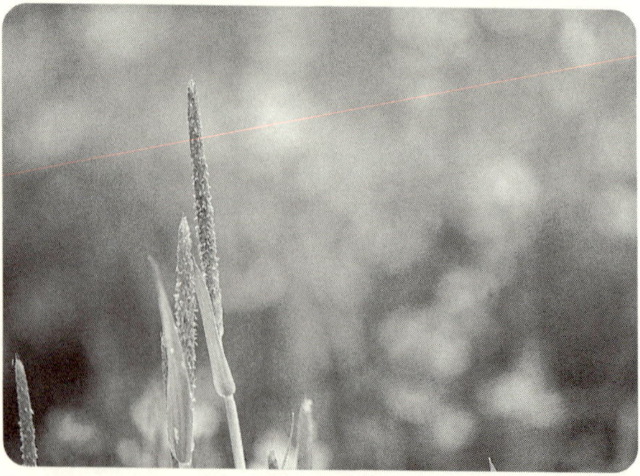

すずめのてっぽう

## 電話応対（２）

### テレフォン・パワー（電話の威力）

電話が鳴ると電話にでる、これは当たり前のことと思われがちですが、いつもそのように対応しているわけではありません。留守番電話になっていることもあれば、話したい相手が不在のこともあります。電話応対は、さまざまな状況設定を考えたうえでなされる必要があります。

仕事に電話は不可欠であり、「メモ・ペン・情報(資料)」を常に用意しておきます。電話は固定式と携帯移動式があります。電話応対の基本は、電話が鳴ったらすぐにでるというものです。ホテルによっては、２度以上ベルが鳴ってでる場合は、必ず「お待たせいたしました」というように指導しているところもあります。

### 電話応対のコツ

応対の原則は、つぎのとおりです。

① 簡潔に（短文で話す）

② 気持ちよく（適切な敬語表現を用いる）

③ わかりやすく（漢語や専門用語を多用しない）

④ 余韻を大切に（息継ぎや間に注意して話す）

⑤ 部署名や自己の名を名乗る（責任の所在を明ら

かにする)

かかってきた電話をとるさいは、「もしもし」は用いません。つぎのように、端的に答えます。

「はい、○○病院です」

「おはようございます。△△医院です」

「お待たせしました。こちらはナース・ステーションです。私は看護婦の松井です」

「はい。お電話かわりました。医師の村田です」

など。

情報発信社会では、「ご利用ありがとうございます。駅前美容整形でおなじみの××クリニックです」「矯正歯科専門の○○医院です。お電話ありがとうございます」などの表現も考えられます。

電話はみえない相手との交信というだけでなく、相手をよく知らない場合も多く、直接対面式で話すときにくらべ、いっそうの配慮が必要です。それには、

① はっきりとして聞き取りやすい音声発話を心掛ける

② ていねいに話す

③ 用件を復唱する

④ 待たせる場合は、折り返し電話する旨を伝え、いったん切る(相手の都合や電話番号を確認する)

といった事柄に留意します。

病院もサービスの観点に立った見直しが盛んになさ

れるようになってきました。利用者意識が高まり、病院やそこで働く人びとへの評価が見直し実施後に公表されるのも当然視されるようになってきています。

病院も経営努力が求められており、し烈な競争から逃れることはできません。利用者に好感を与えることも大切な業務の一環です。横柄で不親切な対応は、病院の評価を下げるものでしかありません。

☆

＊留守番電話の設定（例）

① 「はい、ただいまご用件を承ることができません。恐れ入りますが、ご用件をお残しください。のちほど、ご連絡いたします」

② 「はい、河田医院です。急患の方は、これから申し上げる電話番号にお掛け直しください。090-1234-555×（れい・きゅう・れい・いち・に・さん・よん・ご・ご・ご・×）。ありがとうございました」
注意：番号はゆっくりいう。

③ 「田中です。お電話ありがとうございます。あいにく留守にしております。メッセージ、またはご連絡先をお願いします。のちほどご連絡します」

④ 「本日の診療は終了しました。当院の診療は月曜から金曜までとし、時間は9時から5時までとなっております。午後5時まで受付けておりますので、それまでにお入りください」

44

目の前にいる人の声に耳を傾けよう。

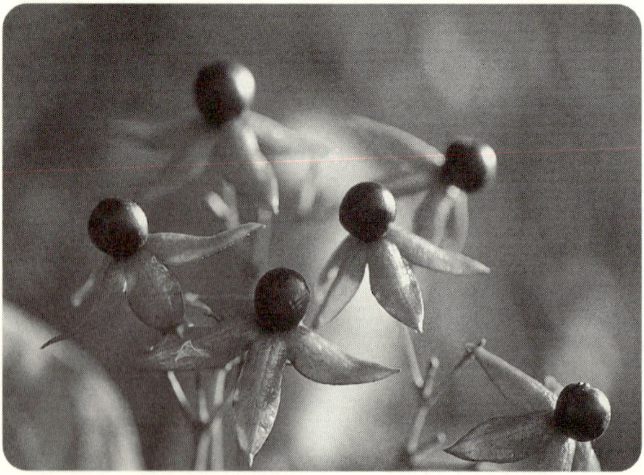

くさぎ

# スキンシップとマナー

## 癒しとなるふれあい

人間同士のふれあいには、心身の面からみて身体的ふれあいと精神的ふれあいがあり、また接触のしかたからは直接的ふれあいと間接的ふれあいがあります。日本では、子どもに対するスキンシップ（和製英語。〔親と子、教師と児童などの〕肌と肌とのふれあいによる心の交流。『大辞林』）は違和感なく行われても、長じては互いに距離を考えてふるまうのが一般的です。

しかし近年、出会いや社交の場で握手や抱擁など欧米流のコミュニケーションをごく自然に体現する人びとだけでなく、路上や電車内など公の場でも親密さをオープンに表現する人がふえてきました。ふれあい表現で注意しなければならないのは、場所や場面、状況をわきまえてふるまうということです。

表現行為への認識や反応はもっぱら主観的範疇とされますが、微笑《ほほえ》ましくすがすがしいと思える親密さに対しては寛容であったり受容の態度があります。しかし、あまりにも傍若無人、無作法かつだらしない行動に対しては、目に余るとして非難や拒否の態度があります。

スキンシップの効用として、肌と肌とのふれあいによるこころの交流があります。病人は心身にさまざまな不安をいだいており、それだけにスキンシップに敏感といえます。あたたかいことばや笑顔はもちろんのこと、人は、親身なふれあいに出会うと心身の緊張が自然とほぐれて癒されます。

病人は、背中や手足をさする行為などこころのこもったスキンシップにどれほど安堵《あんど》しているかわかりません。患部に手を当ててもらうだけで、半分なおったような気がするという人もいます。「しっかりね」というかわりに、目をみて黙って手を握るほうがこころが通じることもあります。

### 手はこころを伝える

ある茶道教授は、冬ともなれば夜寝るとき必ずハンドクリームをぬり、手袋をして休みます。プロ意識が指の手入れをおこたらない姿に結びついています。

医療看護従事者にも同様の配慮が必要です。「手先をきれいにしている人は、日ごろから隅々にまで心配りができ、こころに余裕のある人という印象がある」との声もあります（『読売新聞』2001年５月28日付）。手や指先の手入れが行き届いていると、ふるまいに自信がつきます。

患者の肌や皮膚、髪に直接的にふれる機会の多い医師や看護婦は、手の手入れやぬくもりに配慮することが患者へのホスピタリティとなります。

＊スキンシップにさいしては、身体上、つぎのことが求められます。

① 爪の手入れ―長い爪は相手を傷つけるなど事故の因《もと》となります。安全への配慮をおこたったとして訴訟の対象になることもあります。

② 髪の手入れ―手入れされないままの長髪やフケがたまっていたり臭気がただよう髪は、不潔で不衛生な印象を与えます。髪は皮膚の一部ということを忘れないようにしましょう。髪に手をやる癖がある人は要注意です。お辞儀などの動作をしたさいに、髪が顔にかかることも避けたいことのひとつです。

③ 化粧―厚化粧や香りの強い化粧品の使用は避けます。勤務中の香水は遠慮しましょう。基本は薄化粧。

④ いれずみ・過度の日焼けなど―相手が違和感を覚える身体状況があることは、職務上不向きです。

45

人の恵み、自然の恵みにすなおで純粋な人はうつくしい。

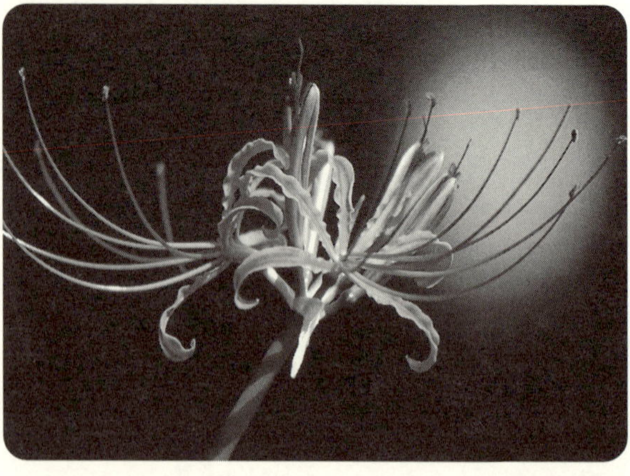

ひがんばな

## ものの扱い方

### ものは床におかない

私たちの周囲にはものがあふれています。ものとのかかわりを余儀なくされる生活にうんざりしている人も少なくないのではないでしょうか。こういう間ものは増え続けており、扱い方に精通するだけでも一苦労です。ものを正しく用いることのできる人や扱い方を心得ている人は、生活や仕事のしかたに無駄がないように思えます。

ある授業で学生にテープレコーダーをもってくるよう指示したところ、置き台（サイド・テーブル）があるにもかかわらず、もってきた機材を教壇に直《じか》におこうとします。あまりにも安易なしかたであることに気づかないところに、生活文化意識の後退がみて取れます。

老人施設の実態を取り上げた記事に、尿瓶を食事する台において平気な職員というリポートがありましたが、ものの扱い方に鈍感であることは医療、看護、介護の現場で憂慮すべき事柄となります。衛生面からみて、容認しがたいことが派生する恐れもあります。

近年、駅のホーム、車内、路上などどこでも座り込む人びとの生態が多く報告されるようになりました。その光景はますますふえる傾向となっています。２年前、謝恩会の会場となったホテルの会場で、車座に座り込んで飲食し喫煙するある大学の卒業生たちをみたときには、そのだらしなさ、マナーの欠如に目を覆《おおい》いたくなりました。床に座り込むことに連動して、床にものをおくことに抵抗感が薄れている姿が見受けられます。

## 文化行動を身につける

自分たちの行動を客観的に振り返って反省し改善する作業は困難なこともありますが、反省し、見直す態度を形成していくことは仕事上必須です。注意のしどころを学習するには、人の注意や叱正《しつせい》に謙虚に耳に傾けることからはじまります。

テープレコーダーはこれから使う予定があって搬入を指示したものですから、学生であってもそれをわきまえたうえで置き場やセッティングにいたるまで気を配る必要がありました。ホスピタリティは、押し付けでない親切な行為をいうものです。相手が仕事をやりやすいようにものを配置したり手渡す行為に、ホスピタリティの感覚がみられています。

「機材をもって来てください」という指示に対して、搬入した機材を教壇におこうとした行為からつぎのことが考えられます。

① もってくるという当初の目的ははたしている。

② 床におこうとした行動に感性を疑われている。
③ 使用目的を考慮して置き場を判断すべきである。
④ コンセントを入れ機能するかを確認する。
⑤ 設置をおえた後、「準備ができました」と報告する。

病院の機材には、操作を誤ると危険な事態を招くことに直結するものが数多くあります。普段からなにごとも、また、なにものに対しても粗雑にあつかわず、慎重を期すことが仕事の精度を高めます。

常に最高のレベル（水準）やコンディション（状態）でものを取り扱うなど、仕事のしかたを考え工夫しましょう。ものの扱い方に慎重を期す態度は、院内のあらゆる場面での道具・機材の扱い方にも表れます。人はいうにおよばず、ものに接するさいにも手洗いなどの励行や徹底をはかります。

物品の受け渡しのさいには、両手扱いが基本です。相手に正面を向けてわたします。危険物は特に慎重を期します。カルテをはじめとして、なにものも、また、なにごともくれぐれも安易に床においたり放置することのないよう注意しましょう。

*46*

それぞれの方法や意志をもって自己主張している重みあるもの、それが、かけがえのない「いのち」ということ。

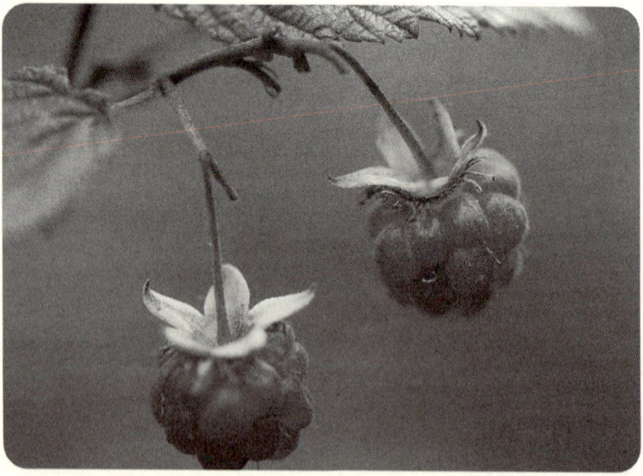

きいちご

# プライバシーへの配慮

## 質問時の配慮

患者やその家族および関係者が医療従事者に質問する内容は、簡単なものから深刻なものまで幅広く千差万別です。質問しようとする人びとの緊張をときほぐし、安心して気兼ねなく質問できる環境を整えることが医療従事者のホスピタリティとなります。

質問に対しては、つぎの点に配慮します。

① 本人や周囲の状況

② 場所や時間帯

③ 内容の深刻さや緊急度

④ 即答の可否、あるいは是非

⑤ 責任の所在

ホスピタリティの実行には、それが相手に安心や安全を与える行為であるとの認識が欠かせません。患者が周囲や、ときには家族にも秘しておきたいことや聞かれたくないことを、頓着せずに大声で話したり示す態度に安心や信頼は生まれません。配慮を惜しんではならないことです。

## プライバシーの側面

プライバシー（privacy「①私事。私生活。また、秘密 ②私生活上の秘密と名誉を第三者からおかされない法的権利」『大辞林』）を尊重することの重要性についてはいうまでもありませんが、現実には、私的領域といえるプライバシーにずかずかと踏み込む行為が安易になされる光景が見受けられます。その逆に、無防備に私的領域をさらし、他者の不快を呼び起こしたり不興を買っていることもあります。

些細ともいえることですが、あくびを注意するのは口中という私的領域をさらけだすことへの配慮をうながす意味があります。身体のプライバシー論からいえば、肉体の外側は公的領域、その内部は私的領域とみなすことができます。

西洋では、くしゃみは「魂が肉体の外に抜け出る」などとして不吉の前兆と考えられていました。魂が抜け出ることを怖れる気持ちと同時に、抜け出た魂を、害を与えるかもしれないものとして怖れるのは不思議ではないでしょう。人びとは、くしゃみが出たら鼻腔を覆い隠すという所作だけでなく神の加護をも祈りました。それが「お大事に」となり、いわれた側も「ありがとうございます」「恐れ入ります」と応答します。衛生概念上も鼻腔を覆《おお》うことは妥当な動作です。

医療・看護・介護は、身体の公的領域のみならず私的領域に踏み込む作業や取り組みです。身体が発する情報や身体構造上のプライバシーを理解し、対処技能を深める必要があります。

☆

＊患者のプライバシーを守る、あるいは配慮するための具体的な事例をあげてみましょう。つぎに、ヒントとなることばをあげておきます。

① 守秘義務

② 傾聴義務

③ 遮断（隔離）義務

④ 改善義務

47

焚《た》くほどは風がもてくる落葉かな（道歌）

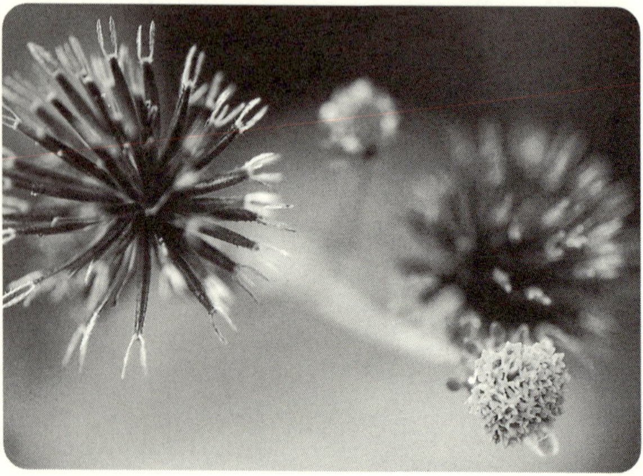

せんだんぐさ

## 説明と紹介のマナー

### 説明のマナー

病気によっては何度も通院・来院する人もいますが、だれでも最初は初診者です。受付では、初診者用のカルテやカードを作るために、いろいろと記入事項を指示することがあります。受付に限りませんが、仕事は親切・丁寧・迅速・明朗・確実を心掛けたいものです。

職務を遂行するうえで陥りがちなこととして、人は意外と、自分が知っていることは相手も知っていると錯覚しがちです。説明や指示の内容が充分に示されないなかには、こういった理由も考えられます。齟齬が生じるのを避け意志の疎通をはかるためにも、説明のさいの前提は、あくまでも「相手は何も知らない」こととします。相手が知っている可能性があるとしても、「ご存知とは思いますが」「前にお聞きかも知れませんが」などといい、やはり懇切丁寧に説明することや姿勢を示すことが基本です。

説明はことばによるものだけではありません。病院では、近年、目でみてわかりやすい表示を工夫するようになってきましたが、外国人も多く来院するようになってきたなか、これらの表示説明サービスは施設のホスピタリティとして欠かせないことです。

ホスピタリティあふれる医療看護文化の構築は、人

（人間性、技術、知識、教養）、施設（建物、機材、備品、設置内容）、資金が理念や目的達成のために有機的に融合し合うなかで生まれるものです。

## 紹介のマナー

紹介の原則は、①（異性間）男性を女性に ②（同性間）下位の人を上位の人に ③後輩を先輩に ④未婚者を既婚者に ⑤年少者を年長者へというものです。

紹介における魅力行動のコツは、「流れるように行う」ことと「メリハリをきかせる」ことにあります。

医師や看護婦は、自己紹介する習慣をもちたいものです。名札（ネーム・プレート）の着装も義務づけられるようになってきましたが、いっそうの徹底がのぞまれます。

不特定多数の人が行き交う病院施設内では、内外の人が明確に区別されるしくみが整備される必要があります。危機管理や安全性のうえから、少しでも必要を認めた場合、不審な相手に質問する態度を忘れてはならないでしょう。そのさいは、まず自分が名乗ります。自己紹介しない人やできない人は信用をおけない人と考えてもよさそうです。

## ＊高い病院の信頼度

病院の信頼度は、学校、金融機関、警察よりも高いとの世論調査結果があります（『読売新聞』平成13年1月27日付）。「医療は患者の信頼なしには成り立たない」（「よみうり寸評」）ことを肝に銘じ、信頼を得るための手法やこころの働きに磨きをかけることが大切なのです。

## 慶事と弔事

1．慶事（例）

出産（誕生日）、初節句（桃の節句・端午の節句）、七五三・十三詣り（三歳・五歳・七歳・十三歳の御祝）、入園・入学・進学（卒園・卒業）、就職、成人式、結婚（結婚記念日・銀婚式／金婚式）、長寿の祝、病気快癒（全快）、昇進・昇格・栄転・就任、受賞・受章、新築、開店・開業、棟上式・竣工式など。

2．弔事（例）

① 仏事（初七日・二七日・三七日・五七日｛中陰｝・七七日｛満中陰｝・一周忌・三回忌など）

僧侶へのお礼：御布施《おふせ》・御回向料《ごえこう》・御礼《おんれい》

法要に出席：御仏前《ごぶつぜん》・御供《おそなえ》・御塔婆料《おとうば》

② 神事（十日祭・二十日祭・三十日祭・五十日祭・百日祭など）

神官へのお礼：御礼・御祭祀料《ごさいし》

③ キリスト教（三十日祭・五十日祭など）

神父・牧師へのお礼：御礼

供え物の上書きは、金子《きんす》包みの場合は御香料《ごこう》・香華料《こうげ》（以上、仏教）・御榊料《おんさかき》・御玉串料《おんたまぐし》（以上、神道《しんとう》）・御花料（以上、キリスト教）などとし、品物の場合は御供・奉献などとします。慶弔事それぞれに、熨斗袋《のしぶくろ》の上書き、口上の文言や忌《い》み言葉などのしきたりがあるので注意しましょう。地域性（土地の文化、伝承）を考慮する態度も肝要となります。

# 5 章

# いのちひたすら

*48*

## きっとまたぼくを生んでちょうだいね

### 病院はいやだ

「またあなたと会いたい」「またここに来たい」「またあなたのお世話になりたい」。これらは、どんなに病院で手厚い医療・看護を受けても、また、在宅介護・看護などでお世話になったとしても、口にだして使いたいことばではないでしょう。入退院を繰り返す患者にとっても、病院はけっして喜んで戻って来たいところではありません。

人は、自分が健康なときは、病気や病気と闘う人びとのことに意識がおよばないのが普通です。病気で余命幾ばくもないと知るとだれでもショックを受けますが、限りあるいのちの長さは神、または運命のみぞ知るです。

病気や死を拒否できるものではありませんが、私たちは限りある生をできることなら病院とは無縁のまま過ごしたいと願っています。年端《としは》もいかない子どもであればなおさらでしょう。

### 周大観君

台湾の周大観君は小児癌に侵され、数え年の10歳でこの世を去りました。周大観君は「黄紋筋肉腫」と真っ正面から向き合った少年です。

「パパ、ママ、ぼくはもう足を切断したことなんかでビクビクしないよ。将来、絶対役に立つ人間になるんだから」(『ぼくにはまだ1本の足がある』p. 150)

おとなでも苦しい闘病の現実があるなか、いたいけな少年のこころにこのような強靭な精神が宿っていたことに感銘を受けます。病院で働く人びとは、目の前にいる患者、それは乳幼児から子ども、おとなまであらゆる年齢にわたるものですが、その姿が多くのことを教えてくれていることに感謝し、病人こそが医療看護の師であることを忘れてはならないでしょう。

何度も入退院を繰り返した周大観君ですが、力尽きるときがやってきました。主治医が両親を呼んで話そうとしていることを察知した彼は、みずからの意志で彼らのあとを追いかけます。自分もその話し合いのなかに入ることを、つぎのように主張しました。

「ぼくはパパたちが先生と何を話していたか知りたかったんだ」(同上p. 182)

父親の周進華さんは「大観は自分の症状を理解しようとしています。私たちも無理に隠すことは止めて、病室に戻って話しましょう」といって、医師、両親、本人を交えて話し合いました(同)。

死が目前の避けられない運命であることを知った9

歳の周大観君は、そのとき、つぎのメッセージを書き残しました。それは、
「パパ、ママ、弟よ。ぼくが死んだら、ぼくが頑張って癌と闘ったことを、他の癌に罹ったこどもやその両親に伝え、彼らに勇気と強い意志をもって癌の悪魔に立ち向かってくださいと伝えてください」(同)

というものです。親子は短い縁《えにし》でした。

周大観君は、最期に「ママ、ぼくはパパとママが大好きなんだ。ぼくは本当にパパ、ママ、上観（弟）と別れるのが辛いんだ。もし、ぼくが逝ってしまったら、きっとまたぼくを生んでちょうだいね」といって亡くなりました。病院に長くいた周大観君は、「パパ、ママに存分に甘えたい」「両親のふところに抱かれたい」「弟と自由に遊びたい」といった思いの何分の一も実現することはできませんでした。しかし、子どもながらひとつの生き方を示してくれたのです。

彼は、満6歳のときには『唐詩三百首』と四書（儒教の根本経典とされる『大学』『中庸』『論語』『孟子』）の大部分を暗記するなど利発な子でした。それだけでなく思いやりをもった信心深い子でもありました。闘病など苦難に立ち向かうには、こころの平安を得る術《すべ》を知っていることや身につけることがそれを助けてくれるのではないかと示唆しているようです。

## 心の声　p. 101

病院は刑務所だ
パパとママが犯人で
ぼくはその手錠
恐い恐いと言って
　　いるのはぼくたちの声
手錠のある所に
犯人がいる

ぼくがいる所に
パパとママがいる
病院は刑務所じゃない
ましてや、ぼくたちが
　　ずっと住む家でもない
ことをどんなに望んだ
　　　　　　ことだろう

## 足を切る　p. 136-137

癌の悪魔は人類の敵
ぼくの右足を占領した
化学療法は歯が立たず
放射線治療も役立たない
足を切ろうと医師は言う
敵はどんどんやってくる
陣地を変えてやってくる
幾何級数的に増殖し
天文学的な痛みで

　　　　　　襲ってくる
もはや足を切るしか
　　　　　　　　ないと
パパとママはぼくを
　　　　　　医師に預け
医師はぼくを科学技術に
　　　　　　　　委ね
ぼくはいのちを神に
　　　　　　　託した

「ぼくにはまだ一本の足がある」
周大観/詩　宋芳綺/著　千島英一/編 訳　麗澤大学出版会　平成11年発行より

*49*

## コミュニケーションの重要性

### プロのデリカシー

病気の具合や身体部位のどこを診るかによって、診察のしかたは異なります。

産婦人科の診察台に横たわるのは妊娠女性や患部の治療が必要な女性ですが、日本では、診察台の患者と診察する医師の間はカーテンで仕切られ、互いに顔を見合わせることはありません。アメリカではそのような仕切りはなく、医師と患者は直接対面式のスタイルで互いに会話しながら診察をしたり受けたりしています。こんなところに、診察行為に対する意識や羞恥心の文化の違いがあります。

問診後、診察台に移動する場合、医師は患者を特定したうえで治療、あるいは診察にあたっています。洗浄治療だけの場合、患者は通常、直接診察台にのぼって態勢をととのえることになり、開脚の姿勢で待機の状態となります。ときには、そのままの状態で待つ（待たされる）事態が生じることがあります。

患者にとって、たとえ短い間でもそのままの姿勢で待たされるのは耐え難いことと感じます。診察、治療とはいえ、恥部（陰部）をさらしているわけですから、すみやかな対応がのぞまれます。少しでも放置されることは、患者にしてみれば患者の気持ちや立場に立って考えることを忘れたかのような態度にうつります。

そのうえ、「お待たせしました」「診察しますよ」「拝見します」「いかがですか」「○○さんですね」といったことばさえなく、いきなり足を押し開かれたら、これはもう屈辱的気分以外のなにものでもないでしょう。それが冷たい手であれば気分はなおさら滅入ります。

治療のさいに無言で診察台に歩み寄り、無言で患者にふれ、無言のまま治療する医師に好感をいだくでしょうか。たとえ名医と称されても、そんな態度は「なんと失礼な医師」といわれてもしかたないでしょう。レストランに行ってオーダーしたら、愛想もなく無言で皿が出され無言で下《さ》げられるようなものです。そんな目にあったら、そのレストランには二度と行く気がしないでしょう。

これまでは、こういったデリカシー（感覚・感情などのこまやかさや繊細さ）のない診察態度をあきらめに似た気持ちで受け止める患者が多かったのではないでしょうか。しかし今や、病院は患者や必要とされる人びとに選ばれる時代です。患者は、病院の雰囲気やそこでの態度に人間性をみ、選択権を働かせています。

産婦人科医は、診察や治療のさい、無言で足を押し開くなどの態度に患者（女性）への偏見や蔑視がひそんでいると受け取られかねないことを自覚しましょう。そのような医師に対する患者の評価は低いと知るべきです。患者を人格のない存在のようにあつかう態度は改善されなければなりません。

カーテン越しであっても、つぎのような問いかけを心掛けたいものです。

「○○さんですね。これこれの（いつもと同じ）治療をしますよ」

「その後、いかがですか。なにか変わった様子はありましたか」

たとえ、顔をみることのない治療でも一言の効用は計り知れません。診察や治療に少しでも人間的ふれあいを加味することがホスピタリティなのです。また、診察や治療のさい、患者に声をかけることや患者の声に耳を傾けることは、医師と患者の信頼関係を築くうえで初歩的なマナーです。

＊積極的なコミュニケーション

コミュニケーションは適切な日本語訳がなく、ほとんどの場合、「コミュニケーション」とそのままの語で使われます。文脈によって、「伝達、情報、文通、交通、交際」などの意で用いられます。

コミュニケーションには、バーバル・コミュニケーション（verbal communication：言語表現）とノンバーバル・コミュニケーション（non-verbal communication：非言語コミュニケーション）があります。前者はことばによる意思伝達の手法であり、後者はことば以外の身振り手振りやしぐさ、表情による意思疎通の手段です。

豊かな表現能力という場合、俳優の演技力が考えられます。プレゼンテーションやパフォーマンスもこれらの活用方法を研究するなかで生まれています。

医師や看護婦ら病院関係者に豊かな表現力が求められるのは、真実というだけでなく、ときには真実を踏まえて演技する能力が必要とされる職場だからです。どうせなら、演技派を目指したいですね。

*50*

# ジェンダーとホスピタリティ

## ジェンダー

医療看護の現場では「診察は男、看護は女」という時代が長くつづいたため、医師といえば男性を意味し、看護の現場で働くのは女性という職業分布とそれを当然と考える意識が定着していきました。ジェンダーは社会的役割のひとつであり、他者との相互作用をとおしてその役割ははたされます。

相手が男性か女性かの性のラベルによって対処のしかたを考えるあり方は、意識的であれ無意識的であれ日常的に採用されており、私たちの判断や行動に影響を与えています。つぎは、ある心臓外科医の話です。

医師は、乗り合わせた飛行機で、心臓発作をおこした乗客が発生したとのアナウンスを聞き名乗りをあげたところ、最初、心臓を専門とする医師とはとうてい信じてもらえなかったといいます。それは、医師が①女性 ②きゃしゃな体格 ③声がやさしいなどであったためです。

彼女の「私は医師です」という申し出を聞いて相手が想像したのは、少なくとも心臓外科医ではありませんでした。結局、勤務先のIDカードを見せてやっと納得してもらえた始末です。心臓外科医と聞いて相手が容易にそれを認めがたい様子を示したことは、ジェンダー・バイアス（性差に基づく偏見）がかかっていることの表われといえるでしょう。

医療看護の世界で、ジェンダー・ステレオタイプ(伝統的な性役割）の意識やそれらの影響は根強いものがあります。男性医師は頼もしく、女性医師はやさしいなどといった思い込みもそのひとつです。ステレオタイプの柔軟さを検討した研究では、一般に男子に比べ女子の方が柔軟であると報告されています。この結果は、女子にステレオタイプから逃れたいという気持ちが強いことが考えられることを示すものです（青野篤子・森永康子・土肥伊都子『ジェンダーの心理学』ミネルヴァ書房　1999年 p. 90〜91)。

## 「主人公」の考え方

ジェンダーの課題のひとつに、「女らしさ」「男らしさ」の呪縛《じゅばく》から自己を解放し、「自分らしさ」を追求することがあります。それには東洋思想にみる「主人公」の考え方が有効ではないかと考えます。主人公とは、「何ものにも束縛されずに、また、何ものにも惑わされない本来的な自己をいう」ものです（千坂秀学『続　いっぷく拝見』 淡交社　平成８年 p.30〜31)。

日々、主人公としての自己に出会い向き合うことを心掛けることが、職場や社会で主体的生活者として生きることに通じ、自他尊重や偏見のない態度の形成に貢献するといえるのではないでしょうか。

**参考：白衣の天使と正義の味方——演じられる人助け**

「看護婦（士）や保育士は女性の多い職業である。これはなぜであろうか。女性には母性本能がある、つまり『女性は他人の世話を焼くのが好き』というステレオタイプがもとになっているのではないだろうか。

困っている人を助ける行動を援助行動とよび、どのような時に人は他人を助けるのかあるいは助けないのかについて、心理学ではこれまで盛んに研究が行われてきた。（略）心理学の実験で行われるような、見知らぬ他人をほんの短い間だけ助けるというような状況では、女性よりも男性の方が援助行動をよく示すことを報告した（Eagly & Crowly, 1986)。では、母性本能はまったくのうそなのだろうか。実は、女性の行う援助は世話をするというタイプであり、つきあいの長い親しい間柄で見られるが、男性の援助はたとえば、アクション映画に見られるようなヒーロー的タイプのものや重い荷物をもつというような紳士的なタイプのものであり、親しい間柄だけでなく知らない人に対しても行われるという。そのため、消防士、警察官、自衛官などの職業には男性の方が多く、看護婦（士）や保育士には女性が多いのだろう。人助けにおいても、女性も男性もそれぞれにふさわしいとされる方法をとる、つまり、ジェンダー・ステレオタイプを演じているのである。(前掲書 p. 111〜112)」

☆

＊ジェンダー（gender）

「女性と男性にまつわる社会的・文化的な取り決め」(同上 p. 15）という定義や「肉体的差異に意味を付与する知」との定義があります。性別分業や性差別、男女別の役割期待など、男女のアンバランスな関係をいうものです。男性・女性という二つの性は、生物学的性（セックス）と社会的性(ジェンダー）がからみあったものとされます。

*51*

## イシドルスの年齢意識から

### 年齢意識

セビリア（スペイン南西部の河港都市）のイシドルス（560頃〜636年）は、つぎのような人生区分をしています。

1．幼児（infantia）…………７歳
2．子ども（pueritia）………14歳
3．青年（adolescentia）……28歳
4．若者（inventus）…………50歳
5．熟年（gravitas）…………70歳
6．老年（senectus）…………不明
7．老衰（senium）　…………不明

機械文明の恩恵にあずかる現代ですが、人間の悩みを解消する万能機は発明されていません。年齢を重ねるにつれて、そのときどきの心配事や悩みが生じます。健康問題は大きな部分を占めているといえるでしょう。

人類の歴史上、生きるうえで揺るぎない主軸を得ることが追求されてきたことは、人間の弱さを知るゆえではないでしょうか。成長にしたがってさまざまな学習を試みることは、価値あることといえます。

昔から、人の成長には「自然・本・人」との出会い

が大切といわれています。成長過程や人生行路の折おりに、私たちは揺れ惑い、なかには自分を見失うような事態に遭遇する人もいます。社会には、立派なおとなとしての行動を求める一方、行動的にも精神的にも青臭く未熟であることを寛大に許す、あるいはあきらめる態度もあります。

情報化・生涯学習化・少子高齢化・国際化社会では、個としての力量を問われる場面がふえると考えられます。私たちは、肉体と精神、実年齢と精神（意識）年齢との整合性をどのような落ち着き先に見出すことができるのでしょうか。生きている限り人間に悩みはつきものですが、それらとどう向き合っていけばよいのかが課題となります。

私は、他者を理解し無視しない態度の涵養、すなわち共生社会の確立にこころを尽くすことに汗を流す人を作ることが大事ではないかと考えています。ホスピタリティあふれる社会の創造は、他者理解と配慮なしにはできるものではありません。

人間同士の関係は、なにもかも定規ではかるようなわけにはいきません。理論に当てはめて、ことが足りるわけでもありません。客観的態度とともに主観的態度の形成を無視するものではないのです。しなやかな感性や受容し共感する態度の涵養が大切であり、ことの是非を見極めるちからも身につけたいもののひとつとなります。

イシドルスの年齢区分にみるもの（田中秀央編『羅和辞典』　研究社　1966年）。

1．幼児（infantia）〔０〜７歳〕

訥弁《とつべん》、話題乏しきこと、子ども（らしきこと）

infans＝adj. の派生語。同語は、in＋fro の合成語。(in は、not able。fro は、話すの意)

infans は、⑴無言の、黙せる　⑵片言の、訥弁の　⑶幼少の、か弱き　⑷子どもじみた

2．子ども（pueritia）〔８〜14歳〕

子どもたること、少年期。puer の派生語。

puer は、⑴子　⑵男の子　⑶息子　⑷若人　⑸下男、下僕、給仕

3．青年（adolescentia）〔15〜28歳〕

乙女、処女。adulescentia の変形。

adolescens は、⑴成長せる、成人せる　⑵若き、青年の

adolesco は、⑴燃え立つ　⑵燃え上がる

ad-olesco は、⑴成長する、増殖する、大きくなる　⑵強くなる、強固になる

4．若者（inventus）〔29〜50歳〕

捜索、発明、発見。invenio の派生語。

invenio は、⑴或るものに来る、捜し当てる、出会

う、見つける、明らかになる、起こる、分かる

5．熟年（gravitas）〔51～70歳〕

⑴重荷、重きこと　⑵重要、偉大　⑶力、勢い、効力　⑷品、価値、優秀　⑸圧迫、負担　⑹煩労　⑺厳格、威厳、強烈　⑻鈍重、疲労

gravis は、⑴重き、重要なる　⑵煩わしき　⑶悪しき、不和の、悲しき　⑷烈しき、強気、臭き、深重の、重々しき　⑸不健康な、有害な　⑹著しき、有力な、権力ある　⑺尊敬すべき、価値ある、名声ある、評判の　⑻熱心な、不変の　⑼重荷を負う、悩める　⑽重装備に武装した、重く載せられた　⑾消化困難の　⑿妊娠せる　⒀不機嫌な

6．老年（senectus）〔71～？歳〕

⑴老年　⑵老人　⑶灰白色の毛髪　⑷厳格、気難しさ

senex の派生語。

senex＝名詞　⑴老人、老女　⑵僧侶
　　　　形容詞　⑴老いたる

7．老衰（senium）〔？～？歳〕

⑴老弱、老年　⑵衰弱　⑶悲嘆　⑷苦痛　⑸渋面の、厳格

「青年」は、燃えて大きく強いことを示しています。青年というものがはじめからそうであるのか、そうであることを目指すから青年なのかはわかりませんが、心理学者で詩人であるサミュエル・ウルマン（Samuel

Ullmann：独で誕生。米に移住）は、「自信や希望に比例して若くあり恐れや絶望に比例して老いる」といっています。彼に限らず、若さというものは年齢だけで判断されるものではないと多くの人が考えています。

**参考**

**インドには、一生を季節にたとえる考え方がみられます。**

春　学生期《がくしょうき》／　夏　家住期《かじゅうき》／　秋　林住期《りんじゅうき》／　冬　遊行期《ゆぎようき》（臨終期）

**また、孔子はつぎのようにいっています。**

「子《し》曰《い》はく、吾《われ》十有五《じゅうゆうご》にして学《がく》に志《こころざ》す。三十《さんじゅう》にして立《た》つ。四十《しじゅう》にして惑《まど》はず。五十《ごじゅう》にして天命《てんめい》を知《し》る。六《ろく》十《じゅう》にして耳《みみ》順《したが》う。七十《しちじゅう》にして、心《こころ》の欲《ほっ》する所《ところ》に従《したが》へども、矩《のり》を踰《こ》えず、と。」

意味は、「15歳で学問修養の道に志し、30歳でひとり立ちの自信がつき、40歳で道理が身につき、いかなることに出会っても取り乱すことなく、処置も誤らなくなり、50歳で自分に与えられた使命をさとり、60歳で他人の意見を素直に受け容《い》れて、他の人びとともに善事を行えるようになり、70歳であれこれしたいと考え通りに実践しても、人としての正しい道を踏みはずすことはけっしてないようになった」というものです。（吹野安・石本道明『孔子全書１　論語(1)』（「為政第二」明徳出版社　平成11年 p. 134～136）

# 敬語テスト

次の各文を正しい敬語表現に言い換えてみましょう。

1．なんの用ですか。
2．当院のパンフです。見といてください。
3．医師のいう通りにしたがってください。
4．院長の申されたことはわかりましたか。
5．車でここまで来たんですか。
6．ここに名前と住所を記入してください。
7．今すぐ飲んでください。
8．説明書をおもちしてない方は、お申し出ください。
9．婦長、○○の件で院長からなんか聞いてますか。
10．院長先生は、ただいま診察中です。
11．薬は自分でもっていきますか。
12．ABCクリニックから紹介の患者がきてます。
13．提携先のY医院から先生を連れてきました。
14．看護士の山田がそっちへ行きます。
15．すぐに調べるから、ちょっとお待ちしてください。
16．気分悪いんですか。
17．呼んだら入ってください。
18．上着はそこで脱いでください。
19．どこに連絡すればいいんですか。
20．家族はいますか。

# 敬語テスト（解答）

作成　　古閑博美

1．どのようなご用（件）でしょうか。
2．当院の(私どもの)パンフレットです。ご覧になっておいてください。
3．医師の申す通りにお願いいたします。医師の指示にしたがっていただきます。
4．院長の申し（まし）たことは、おわかりですか(おわかりになりましたか)。
5．お車でこちらまでいらしたのですか(いらっしゃったのですか)。
6．こちらにお名前とご住所（おところ）をお書きください（ご記入ください)。
7．今すぐお飲み（服用して）ください。
8．説明書をおもちでない方は、お申し出ください(おっしゃってください)。
9．婦長、○○の件で院長（先生）からなにかお聞きですか。
10．院長（または先生）は、ただいま診察中です。
11．お薬は、ご自分で（○○様・お宅様・あなたさまが）おもちになりますか。
12．ABC クリニックからご紹介の患者さまがいらしています（おいでです)。
13．提携先のＹ医院から先生をお連れしました。
14．看護士の山田がそちらへ参ります。
15．すぐにお調べいたしますから、少々お待ちください。
16．ご気分がお悪いのですか。
17．お呼びいたしましたらお入りください。
18．上着はそちらでお脱ぎください(おとりください)。
19．どちらにご連絡をすればよろしいでしょうか。
20．ご家族（の方）はいらっしゃいますか。

# 参考・引用文献

①古閑博美「ホスピタリティ・ビジネスの一考察―ホスピタリティ・ビジネスに与えるADAの影響―」『ホスピタリティとフィランソロピー』名東孝二・山田啅・横沢利昌編著　税務経理協会　1994年
②古閑博美「ホスピタリティ試論」『ビジネス実務論集』第16号　日本ビジネス実務学会　1998年
③田中琢・佐原真『考古学の散歩道』岩波新書　1993年
④共同訳『新約聖書』財団法人日本聖書協会　1978年
⑤戸塚眞弓「［もてなし］考」『儀礼文化』第24号　儀礼文化学会　1998年
⑥清水茂『サービスの話』日本経済新聞社　1978年
⑦古閑博美・垂石幸与・土谷宣子『ケアとホスピタリティの英語』鷹書房弓プレス　2001年
⑧古閑博美編著『インターンシップ　職業教育の理論と実践』学文社　2001年
⑨三浦綾子『遺された言葉』講談社　2000年
⑩初出所：「魅力行動学通信　第13号・14号・28号・29号」魅力行動学研究所
⑪中村久子『こころの手足』春秋社　昭和46年
⑫堀尾輝久ほか編『〈講座学校　第1巻〉学校とはなにか』柏書房　1995年
⑬金谷治訳注『論語』岩波文庫　1999年
⑭古閑博美「文化の日にちなんで」毎日新聞　1999年11月4日　加筆訂正

⑮古閑博美「機械と心」読売新聞　1999年10月5日　加筆訂正
⑯古閑博美「生涯学習活動とホスピタリティ」『社会教育』1999年4月号　財団法人全日本社会教育連合会加筆訂正
⑰中野次郎『名医発見』集英社　2000年
⑱阿部宗正『利休道歌に学ぶ』淡交社　2000年
⑲福永光司『「馬」の文化と「船」の文化』人文書院　1996年
⑳古閑博美・畑中スミ子『フレッシュ看護のフレッシュマナー』嵯峨野書院　1993年
㉑千坂秀学『いっぷく拝見』淡交社　平成2年
㉒古閑博美「生涯学習活動とホスピタリティ」『社会教育』通巻第634号財団法人全日本社会教育連合会　1999年（第54巻4月号）
㉓E. L. ポスト／ブリタニカ訳・編『エミリー・ポスト新エチケット全書』ブリタニカ出版　1977年
㉔谷川浩司『集中力』角川書店　2000年

## 人物紹介

ゴーギャン　画家
良寛　江戸後期の歌人・禅僧
足立大進　臨済宗円覚寺派管長
吹野安　國學院大學名誉教授。文学博士
谷川浩司　棋士。永世名人
中村久子　『こころの手足』著者（春秋社）

# あとがき

私たちにとって、祈りと癒しのための場所はいつでもそばにあってほしいもののひとつではないでしょうか。社会には依然として差別や偏見が渦巻いていますが、それはとりもなおさず、私たち自身のこころに差別や偏見があるということを意味します。

祈りと癒しの場やそこで働く人びとは、それを必要とする人びとを差別することなく平等かつ公平に迎え入れる精神に満ち溢れていることが望ましいといえます。病院のドアがだれに対しても開かれていることは、私たちに安心をもたらし、ひいては社会の安定に寄与するものです。

機械文明の恩恵を受ける一方、私たちを取り巻く環境には不安要素や危険がいっぱいといっても過言ではありません。そんななか、だれもが幾ばくかの問題をかかえながら、生きることを懸命に模索しています。多くの人が、自分の話や訴えに親身になって耳を傾け、理解を示したり適切な手当てや処置をしてくれる他者や場との出会いを願っています。

人びとに必要とされる医療関係者ですが、専門的見地にホスピタリティを加味した人間的医療・看護・介護行為を推進してくださることを期待します。

古閑博美

## 著者紹介

### 古閑博美（こが・ひろみ）

1950年山口県生まれ。日本女子大学卒業。東洋大学大学院修士課程修了。

現在：嘉悦大学短期大学部教授／魅力行動学®研究所主宰／東京都講師／横浜創英短期大学・警察病院看護専門学校・自衛隊中央病院高等看護学院非常勤講師

専門：魅力行動学®、インターンシップ、ホスピタリティ、教育学（生涯学習）

著書：『インターンシップ　キャリア教育としての就業体験』（編著、学文社、2011）

『On the side of the egg　エッセイ集・OFF TIMEの３人』（共著、企画製作センター、2010）

『魅力行動学®　看護教育と実践』（編著、学文社、2009）

『魅力行動学®　ビジネス講座 マナー、コミュニケーション、キャリア』（編著、学文社、2008）

『インターンシップとキャリア―産学連携教育の実証的研究』（編著、学文社、2007）

『FYS講座　―大学で学ぼう・大学を学ぼう―』（編著、学文社、2005）

『ホスピタリティ概論』（単著、学文社、2003）

『インターンシップ　職業教育の理論と実践』（編著、学文社、2001）

ほか

『新20ヘルスケア・ダイアログズ』（共著、鷹書房弓プレス、2009）ほか看護・メディカル英語テキスト多数。

看護《かんご》のホスピタリティとマナー

2001年9月15日　初　版発行
2011年4月15日　第2版発行

著　者　古《こ》閑《が》博《ひろ》美《み》
発行者　寺《てら》内《うち》由《ゆ》美《み》子《こ》

発行所　鷹書房弓《たかしよぼうゆみ》プレス
〒162-0811 東京都新宿区水道町3-12
電　話　東京(03)5261—8470
FAX　東京(03)5261—8474
振　替　00100—8—22523

ISBN978-4-8034-0463-0　C0247

印刷：堀内印刷　　製本：関川製本